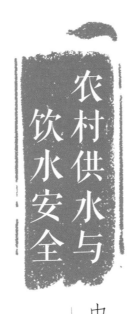

农村供水与饮水安全

「十四五」时期国家重点出版物出版专项规划项目

中国水利水电科普视听读丛书

中国水利水电科学研究院 组编

邬晓梅 主编

U0238442

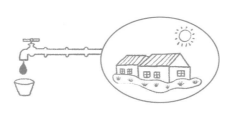

中国水利水电出版社
www.waterpub.com.cn

·北京·

内 容 提 要

　　《中国水利水电科普视听读丛书》是一套全面覆盖水利水电专业、集视听读于一体的立体化科普图书，包括 14 个分册。本分册为《农村供水与饮水安全》，以图文并茂的方式，通俗易懂地讲解农村供水发展历程、农村供水特点与饮水安全评价、农村饮用水水源与供水方式、农村饮水安全保障技术措施以及农村供水工程运行管理长效机制等内容。

　　本丛书可供社会大众、水利水电从业人员及院校师生阅读参考。

图书在版编目（CIP）数据

农村供水与饮水安全 / 邬晓梅主编 ；中国水利水电
科学研究院组编. -- 北京 ：中国水利水电出版社，
2023.5
（中国水利水电科普视听读丛书）
ISBN 978-7-5226-1236-2

Ⅰ. ①农… Ⅱ. ①邬… ②中… Ⅲ. ①农村给水－饮
用水－给水卫生－安全管理－普及读物 Ⅳ.
①R123.9-49

中国国家版本馆CIP数据核字(2023)第019433号

审图号：GS（2021）6133 号

丛 书 名	中国水利水电科普视听读丛书	
书　　名	农村供水与饮水安全 NONGCUN GONGSHUI YU YINSHUI ANQUAN	
作　　者	中国水利水电科学研究院 组编 邬晓梅 主编	
封面设计	杨舒蕙 许红	
插画创作	杨舒蕙 许红	
排版设计	朱正雯 许红	
出版发行	中国水利水电出版社	
	（北京市海淀区玉渊潭南路 1 号 D 座 100038）	
	网址：www.waterpub.com.cn	
	E-mail:sales@mwr.gov.cn	
	电话：（010）68545888（营销中心）	
经　　售	北京科水图书销售有限公司	
	电话：（010）68545874、63202643	
	全国各地新华书店和相关出版物销售网点	
印　　刷	天津画中画印刷有限公司	
规　　格	170mm×240mm 16 开本 7.5 印张 83 千字	
版　　次	2023 年 5 月第 1 版 2023 年 5 月第 1 次印刷	
印　　数	0001—5000 册	
定　　价	48.00 元	

凡购买我社图书，如有缺页、倒页、脱页的，本社营销中心负责调换

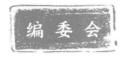
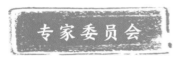

《农村供水与饮水安全》

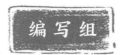

编写组

主　　编	邬晓梅
副 主 编	宋卫坤　贾燕南
参　　编	李晓琴　李　斌　赵　翠　吕育锋
	陆　琪　廖丽莎

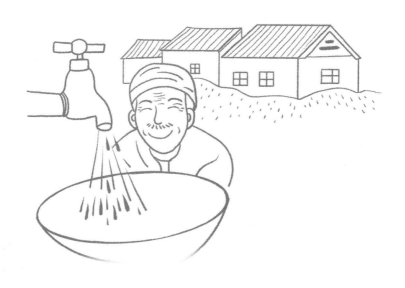

丛 书 策 划　李亮

书 籍 设 计　王勤熙

丛书工作组　李亮　李丽艳　王若明　芦博　李康　王勤熙　傅洁瑶
　　　　　　芦珊　马源廷　王学华

本 册 责 编　李亮

文 字 编 辑　马源廷

党中央对科学普及工作高度重视。习近平总书记指出："科技创新、科学普及是实现创新发展的两翼，要把科学普及放在与科技创新同等重要的位置。"《中华人民共和国国民经济和社会发展第十四个五年规划和2035年远景目标纲要》指出，要"实施知识产权强国战略，弘扬科学精神和工匠精神，广泛开展科学普及活动，形成热爱科学、崇尚创新的社会氛围，提高全民科学素质"，这对于在新的历史起点上推动我国科学普及事业的发展意义重大。

水是生命的源泉，是人类生活、生产活动和生态环境中不可或缺的宝贵资源。水利事业随着社会生产力的发展而不断发展，是人类社会文明进步和经济发展的重要支柱。水利科学普及工作有利于提升全民水科学素质，引导公众爱水、护水、节水，支持水利事业高质量发展。

《水利部、共青团中央、中国科协关于加强水利科普工作的指导意见》明确提出，到2025年，"认定50个水利科普基地""出版20套科普丛书、音像制品""打造10个具有社会影响力的水利科普活动品牌"，强调统筹加强科普作品开发与创作，对水利科普工作提出了具体要求和落实路径。

做好水利科学普及工作是新时期水利科研单位的重要职责，是每一位水利科技工作者的重要使命。按照新时期水利科学普及工作的要求，中国水利水电科学研究院充分发挥学科齐全、资源丰富、人才聚集的优势，紧密围绕国家水安全战略和社会公众科普需求，与中国水利水电出版社联合策划出版《中国水利水电科普视听读丛书》，并在传统科普图书的基础上融入视听元素，推动水科普立体化传播。

丛书共包括14本分册，涉及节约用水、水旱灾害防御、水资源保护、水生态修复、饮用水安全、水利水电工程、水利史与水文化等各个方面。希望通过丛书的出版，科学普及水利水电专业知识，宣传水政策和水制度，加强全社会对水利水电相关知识的理解，提升公众水科学认知水平与素养，为推进水利科学普及工作做出积极贡献。

丛书编委会
2022年12月

农村供水与饮水安全事关民生福祉，我国一直高度重视农村供水与饮水安全工作。新中国成立后，我国先后结合水利工程建设采取兴建水源、防病改水、实施农村饮水解困、农村饮水安全工程建设等措施，解决农村饮水安全问题，提升农村供水保障水平。到 2009 年，我国提前 6 年实现了联合国千年发展目标——到 2015 年无法获得安全饮用水人口的比例减半，为联合国可持续发展议程中水目标的实现作出了突出贡献。截至 2020 年年底，我国累计建成 931 万处农村供水工程，农村集中供水率达到 88%，自来水普及率达到 83%，形成了较为完整的农村供水工程体系，亿万人民群众实现了从"喝上水"到"喝好水"，从"挑水吃"到"吃自来水"的历史演变。

进入"十四五"以来，农村饮水安全向农村供水保障转变稳步推进，我国农村供水保障水平持续提升，但随着经济社会的发展，乡村振兴战略实施及人民群众对美好生活的向往都对农村供水提出了更高要求，同时部分农村地区还存在农村供水保障程度不高的问题，我国农村供水依然面临严峻挑战。

本分册共五章，较系统地梳理了农村供水发展历程、农村供水特点与饮水安全评价、农村饮用水水源与供水方式、农村饮水安全保障技术措施以及农村供水工程运行管理长效机制等内容，以进一步提升社会大众对农村供水与饮水安全的认识，科学普及农村供水的相关知识。

参与本分册编写的人员及其分工如下：第一章由邬晓梅、李斌负责编写；第二章由宋卫坤负责编写；第三章由赵翠、廖丽莎负责编写；第四章由宋卫坤、贾燕南、李晓琴负责编写；第五章由吕育锋、陆琪、李晓琴负责编写。全分册由邬晓梅、宋卫坤统稿。在编写过程中，得到了许多专家、学者和同行的帮助，在此一并表示感谢。由于作者水平有限，分册中难免有疏漏或错误之处，敬请广大读者批评指正。

编者

2023 年 3 月

目 录

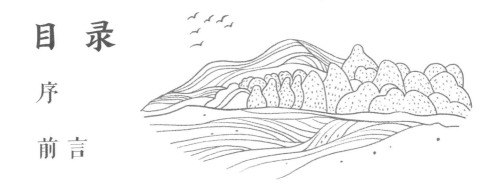

序

前言

◆ 第三章 农村饮用水水源与供水方式

◆ 第四章 农村饮水安全保障技术措施

◆ 第五章　农村供水工程运行管理长效机制

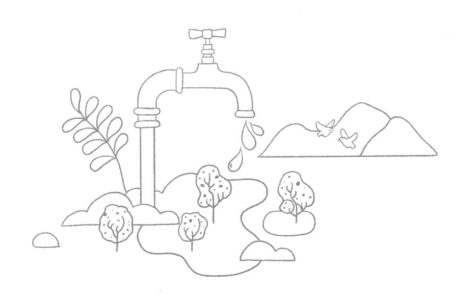

第一章
农村供水发展历程

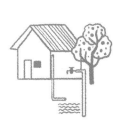

水是生命之源，是人类赖以生存的基本条件，择水而居，自古以来就是人类生息繁衍的首要选择。历史上我国农村饮水困难和饮水致病问题长期存在。

中华人民共和国成立后至 2020 年，我国农村供水大致历经了起步发展、饮水解困、饮水安全、农村饮水安全巩固提升 4 个阶段。截至 2020 年年底，农村饮水安全问题全面解决，自 2021 年起，我国进入农村供水保障发展的新阶段。

◎ 第一节 起步发展（1949—1979 年）

中华人民共和国成立之初，我国国民经济整体处于贫困阶段，城乡二元经济结构逐步形成，农村与城市之间的基础设施逐渐拉开差距，农村经济社会发展显著滞后于城市发展。与此同时，工业生产、农业灌溉对水体的污染物排放强度普遍还没有超过水体自净能力，我国农村大多数地区仍然保持着自然形态，河流、湖泊、水井、塘堰分布集中，农民取水相对方便，对易于取水的水源竞争不强烈。因此，虽然缺乏专门的供水设施，但除了历史上就缺水的丘陵山区、黄土高原区、牧区及"老少边穷"地区外，全国大部分地区农村居民用水需求与可供水量之间不存在突出矛盾。加之这一时期我国开展了大规模的水利建设，以灌溉排水为重点的农田水

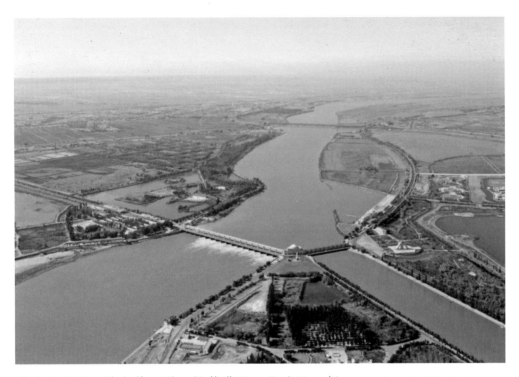

▲ 农田水利基本建设——1958 年开建的内蒙古河套地区"黄河"总干渠

利基本建设，结合蓄、引、提等灌溉工程建设，解决了一些地方农村居民的饮水困难问题。20 世纪 60 年代后，一些地区的水利部门开始有计划地兴建农村饮水工程，组织缺水地区农民群众，以一家一户为单位，挖水窖、打土井、修水池，使部分缺水农民群众得到了一定程度的饮水保障。

20 世纪 60 年代初，河南省林县（今林州市）为解决长期困扰当地群众多年的饮水、灌溉问题，县政府带领 30 万林县（今林州市）人民历时约 10 年修建了总长 1500 千米的红旗渠。红旗渠以漳河为源，渠首位于山西省平顺县石城镇侯壁断下，全部开凿在峰峦叠嶂的太行山腰，被称为"人工天河"。红旗渠的建成，彻底改善了林县（今林州市）人民靠天等雨的恶劣生存环境，解决了 56.7 万人和 37

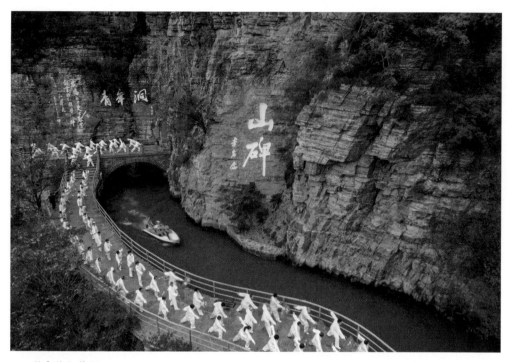

▲ 现在的红旗渠

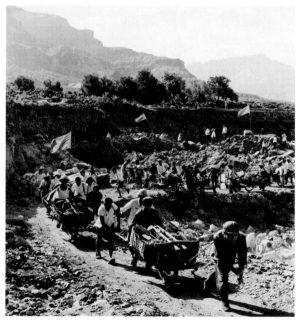

▲ 人民群众修建红旗渠

万头家畜吃水问题，54万亩耕地得到灌溉。红旗渠的修建孕育了"自力更生、艰苦创业、团结协作、无私奉献"的红旗渠精神，它已经成为民族精神的一座丰碑，中华文化的一个符号。为弘扬红旗渠精神，全国各地陆续开展了一系列的主题活动，把以红旗渠精神为代表的红色血脉植根于青少年灵魂深处，让青少年在潜移默化中传承红色基因，追寻红色足迹，砥砺时代精神。

◎ 第二节 饮水解困（1980—2004 年）

20 世纪 80 年代，是我国农村供水工作初步发展时期。这一阶段，社会经济发展总体上表现出"停滞—缓慢发展—持续上升"的态势；人口增长迅速，生活水平和用水需求逐渐提高，工农业迅速发展，枯水年份水资源紧缺现象开始出现，同时，随着乡镇企业的快速发展，水污染现象开始出现，工业废水的点源污染与农业化肥、农药施用造成的面源污染，使得一些地区水体纳污能力达到极限。全国各地解决农民饮水困难问题的需求呼声日益高涨。这一时期，农村供水工作被正式列入农村水利工作的重要议程，采取在小型农田水利补助经费中安排专项资金和以工代赈等措施解决农村饮水困难，以防病改水和解决农村人畜饮水困难为重点的农村供水工作得到较快发展。自 1980 年春，原水电部在山西省阳城县召开第一次农村人畜饮水座谈会，提出 5 年目标之后，国务院先后批转、下发一系列有关防病改水、农村人畜饮水、牧区人畜饮水等工作的意见、规定和办法，并于 1984 年批转了水利电力部《关于加速解决农村人畜饮水问题的报告》，转发了《全国农村人畜饮水暂行规定》，第一次提出人畜饮水困难标准，有力地推动和规范了各地农村供水工作的开展。

20 世纪 90 年代至 2004 年，是我国加快解决农村饮水困难的时期。这一时期，改革开放和现代化

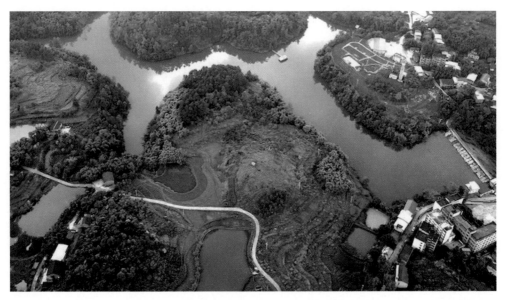

▲ 四川省华蓥市观音溪镇福星水库的修建，解决了观音溪和邻近的庆华、高兴镇10个村1.2万多人的生活用水难题（来源：中新社）

建设步伐明显加快，城镇化初步发展，经济和社会发展迅速，与此同时，经济发展对水资源的需求量不断增加，水资源对社会经济发展的制约日益明显，缺水问题加剧，水质恶化状况也愈加明显，水质污染事件频发。广大农村居民对饮水提出更高要求。这一阶段，解决农村饮水困难正式纳入国家规划，农村饮水资金投入力度大幅度增加，基本结束了我国农村长期饮水困难的历史，实现了从喝水难到喝上水的目标。

在此期间，国家陆续出台了多项重要政策性文件，指导饮水解困工作。1991年，水利部制定了《全国农村人畜饮水、乡镇供水十年规划和"八五"计划》。同年，全国爱国卫生运动委员会和卫生部制定颁布了《农村实施〈生活饮用水卫生标准〉准则》（1991年5月3日），选取《生活饮用水卫生标准》（GB 5749—1985）的20项指标对农村饮用水进行评价和要求，相比《全国农村人畜饮水暂行规定》（计投资〔2000〕1359 号），首次对水质提出了要求。1994 年解决农村人畜饮水困难被纳入《国家八七扶贫攻坚计划》，进一步通过财政资金和以工代赈渠道增加收入。从 2000 年起，我国开始实施农村饮水解困工程，编制了《全国解决农村饮水困难"十五"规划》；制定了《农村人畜饮水项目建设管理办法》，对饮水困难标准和解决标准作了进一步明确规定，既反映了取水方便程度和保证率，又反映了水质和水量要求。

1994 年 10 月，一场名为"和田改水"的运动在和田县拉开帷幕，到 1995 年 10 月 1 日胜利竣工，彻底解决了和田县 15.3 万农牧民和 30.6 万头（只）牲畜饮用涝坝水问题。为表达感激之情，和田县群众自发建造了一座改水纪念碑，镌刻"饮水思源，牢记党恩"。

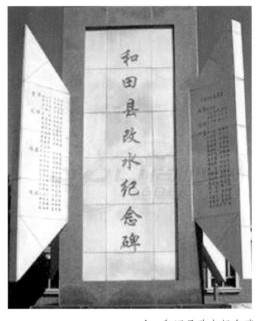

▲ 和田县改水纪念碑

2000 年，我国提出西部大开发战略，相关部门对我国西部妇女生活状况进行调查，发现严重制约西部农村妇女发展的重要因素是饮用水困难。为帮助西部农村妇女及家庭解决饮用水困难，由全国妇联、北京市人民政府、中央电视台联合发起，中国妇女发展基金会组织实施了"母亲水窖"项目。项目内容由早期的以家庭为单位建设集雨水窖，逐步发展为以水窖为龙头，集沼气、种植、养殖、卫

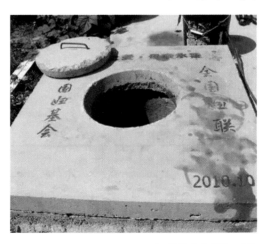

▲ "母亲水窖"工程

生、庭院美化等为一体的"1+N"综合发展模式。截至 2019 年年底，"母亲水窖"项目在以西部为主的 25 个省（自治区、直辖市）修建分散式供水工程 13.97 万个，集中供水工程 1890 个，校园安全饮水项目 939 个，共 318 万余人受益。

◎ 第三节 饮水安全（2005—2015 年）

2005 年以来，以《2005—2006 年农村饮水安全应急工程规划》《全国农村饮水安全工程"十一五"规划》的实施为标志，农村供水工作从饮水解困全面转入饮水安全。这一时期，我国经济社会发展步伐加快，城镇化进一步发展，与此同时，我国水资源短缺和水污染问题越来越严重，供水矛盾逐渐加剧，国家虽然大规模增加了用于环境污染治理的投资，但水环境污染依然没有得到有效缓解。在基本解决农村居民饮水困难问题后，各地高氟、高砷、苦咸、污染及血吸虫等水质问题突出，严重影响人民群众的身体健康，广大农民群众对饮用水的要求越来越高。2004 年年底，水利

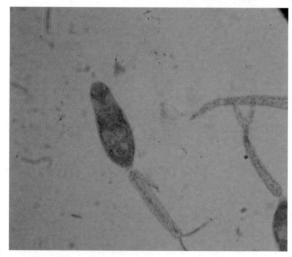

▲ 广泛分布于我国长江流域及其南方地区的血吸虫

部和卫生部联合印发了《农村饮用水安全卫生评价指标体系》（水农〔2004〕547 号），农村饮水安全由水质、水量、方便程度和保证率四项指标组成，分为安全和基本安全两个档次。2007 年新的《生活饮用水卫生标准》（GB 5749—2006）正式颁布，水质指标由原来的 35 项增加到 106 项。这一阶段，农村饮水安全作为民生水利的重要内容，受到党中央、国务院前所未有的高度重视。自 2005 年起，每年的中央一号文件都对农村饮水安全工作提出明确要求。国务院办公厅、有关部委先后出台一系列有关农村饮水安全的政策文件。2006 年 3 月，第十届全国人民代表大会第四次会议审议通过了《中华人民共和国国民经济和社会发展第十一个五年规划纲要》，确定把实施农村饮水安全工程作为社会主义新农村建设的重点工程之一，要求到 2013 年解决规划内农村饮水安全问题，"十二五"期间基本解决新增农村饮水不安全人口的饮水问题。2012 年 3 月 21 日，国务院总理温家宝主持召开国务院常务会议，讨论通过了《全国农村饮水安全工程"十二五"规划》。

截至 2015 年年底，经过两个五年规划的实施，全国新建了几十万处农村集中供水工程，解决了 5.2 亿农村居民和 4700 多万农村学校师

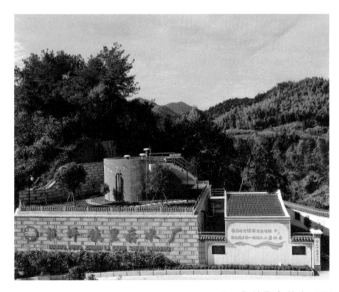

▲ 农村集中供水工程

生的饮水安全问题，农村集中供水率达到82%，自来水普及率达到76%，农村供水状况得到大幅改善，加上原有的农村供水基础，我国农村长期存在的饮水不安全问题基本得到解决。农村供水工程的大规模建设改变了我国广大农村居民世世代代直接饮用江、河、湖、塘、沟和土井水的历史，具有里程碑式的重要意义。

在这一时期，我国已查明并列入规划的血吸虫疫区、砷病区、涉水重病区饮水安全问题得到全面解决，提高了农村居民健康水平；集中供水入户后，农村居民不仅喝上了洁净卫生的自来水，也改善了环境卫生条件，解放了农村劳动力，促进了农村居民增收；优先解决了少数民族地区群众的饮水困难，维护了社会的和谐稳定。2009年，我国提前6年实现了联合国千年发展目标—— 到2015年无法获得安全饮用水人口比例减半。2014年，中国科学院在对农村饮水安全实施情况进行第三方评估时，认为农村饮水安全工程建设成效显著，数以亿计的农村居民从中受益，是国家许多重大惠民工程中最受农村居民欢迎的工程之一。

在此期间，很多地方因为农村饮水安全工程的建设，不仅改善了农村居民饮水状况，更是有效提升了乡村生活水平。如在2010年以前，甘肃省永靖县新寺乡的阳山村，因为缺水，阳山村的姑娘几乎都嫁到外村外乡，而外村的姑娘却不愿嫁到阳山村，致使阳山村许多小伙子都找不到对象，甚至成了光棍汉。为了找水，村民大半夜出发，走三四里山路，花五六个小时才驮回一桶水。2010年1月，永靖县启动东西部山区安全饮水工程，2013 年自来水管道铺设到阳山村，农户喝上了甘甜的自来水，彻底结束了世世代代挑水吃的日子。重庆市武隆区青峰村，大家日常用水主要靠 300 米外的"干龙洞"解决。"干龙洞"没有固定水源，全靠雨天蓄水，如果连晴 5 天以上，"干龙洞"就干涸了。2014 年，青峰村启动了农村饮水安全工程建设后，自来水管网接进了每户人家的院落，汩汩清泉引进百姓家门。

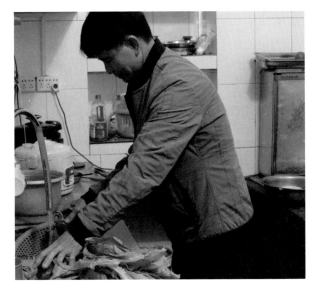

▲ 饮水安全工程为阳山村带来了甘甜的自来水

◎ 第四节　农村饮水安全巩固提升（2016—2020 年）

　　从 2014 年开始，水利部在确保全面完成农村饮水安全"十二五"规划任务的同时，已经在提前谋划全国农村饮水巩固提升工程"十三五"规划工作。2015 年 11 月 29 日，中共中央、国务院颁布《关于打赢脱贫攻坚战的决定》，明确提出要"实施农村饮水安全巩固提升工作，全面解决贫困人口饮水安全问题"。2019 年年初，中共中央将饮水安全纳入脱贫攻坚"两不愁三保障"考核范围，把饮水安全与教育、医疗、住房安全保障并列为突出问题。2016—2020 年，我国农村饮水安全进入巩固提升阶段。

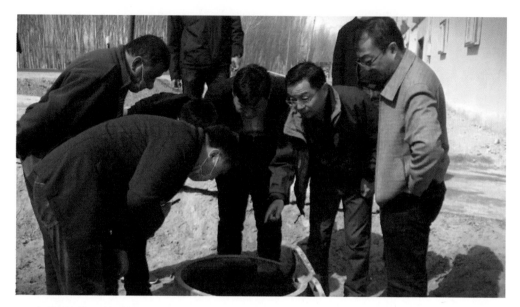

▲ 水利部派出人员指导帮助地方开展农村饮水安全工作

"十三五"期间，水利部把农村饮水安全脱贫攻坚作为水利扶贫的头号民生工程，会同国家发展改革委、财政部等部门坚决贯彻中央有关决策部署，聚焦脱贫攻坚，全力推进。一是加强组织，周密部署。水利部在脱贫攻坚期间先后印发了20多份水利扶贫的文件，召开了20多次调度动员部署会议，其中一个重要内容就是打赢农村饮水安全脱贫攻坚战，把农村饮水工作做实。另外，水利部还派出了200多名水利干部和职工到一线，指导帮助地方开展农村饮水安全工作。水利部机关的22个司局，对口帮助支持22个有脱贫攻坚任务的省份，建立了对口联系的机制。二是摸清底数，精准施策。水利部制定了《农村饮水安全评价准则》（T/CHES 18—2018），按照准则进行大规模排查摸底，精准识别有饮水安全问题的贫困人口，提出了有针对性地解决措施，建立了任务清单和台账，一件一件地推动落实。三是加大投入，技术帮扶。"十三五"期间，共投入农村饮水安全工程建设资金 2093 亿元，尤其是 2019 年、2020 年，又增加了 76 亿元的工程建设资金、39.6 亿元的工程维修养护资金。四是强力推动，决战决胜。2020 年 1—6 月，对农村饮水安全工程工作量大、条件十分艰苦的四川省凉山州和新疆维吾尔自治区的南疆地区进行了挂牌督战。

"十三五"期间，累计提升了 2.7 亿农村人口供水保障水平，其中解决了 1710 万建档立卡贫困人口饮水安全、975 万人饮水型氟超标和 120 万人饮用苦咸水问题。截至 2020 年年底，按照现行标准，贫困人口饮水安全得到全面解决，饮水型氟超标和苦咸水问题得到妥善解决，超额完成了"十三五"农村饮水安全巩固提升工程规划目标任务。

为解决农村饮水安全脱贫攻坚问题，各地涌现了一批脱贫攻坚优秀党员和动人事迹。如贵州省遵义市播州区平正仡佬族乡团结村书记黄大发，历时 30 余年，靠着锄头、钢钎、铁锤和双手，在绝壁上凿出一条长 9400 米、地跨三个村的"生命渠"，结束了草王坝长期缺水的历史。乡亲们亲切地把这条渠称为"大发渠"。黄大发也荣获"时代楷模""感动中国 2017 年度人物""最美奋

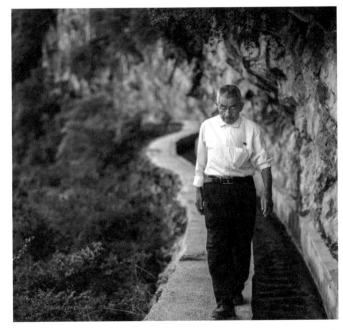

▲ 村书记黄大发带领村民在绝壁上凿出的"大发渠"

斗者""七一勋章"等荣誉称号。新疆喀什地区伽师县水利局局长刘虎为解决伽师县各族群众因水致病、因病致贫的问题，实现贫困人口饮水安全保障目标，带领团队找水源、探路线、定方案、划标段。在发现身患肺癌的情况下，刘虎仍坚持奋战在伽师县城乡饮水安全工程一线。2020年5月，该工程全面通水并投入使用，47万各族群众喝上了"安全水""幸福水"，彻底告别饮用苦咸水的历史。

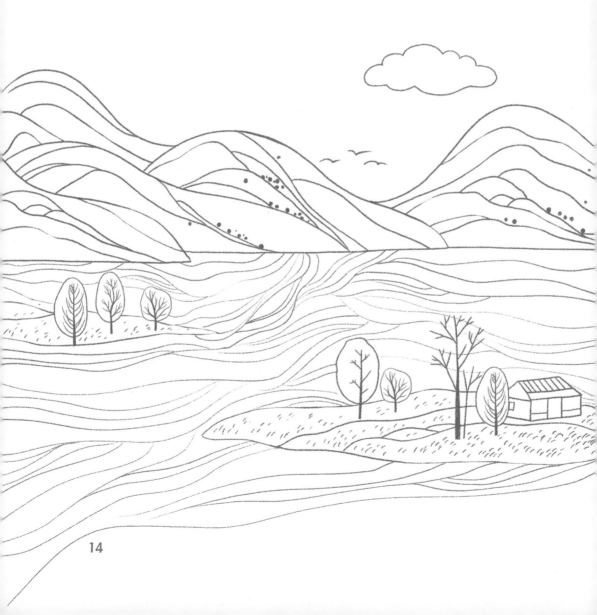

第二章 农村供水特点与饮水安全评价

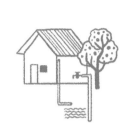

◎ 第一节 农村供水与农村供水工程

农村供水，指为满足农村居民、企事业单位日常生活饮用水和第二、第三产业用水需求，向县（市、区）城区以下的镇（乡、街道）、村（社区）等居民区及分散住户供水的活动。

一、我国农村供水的特点

我国农村供水具有如下 4 个特点。

1. 服务人口分布广

我国农村地区地域辽阔，相较于城市，农村居民居住分散，按户籍统计，全国有 3.2 万个乡镇级区划，60 万个行政村，317 万个自然村❶。截至 2020 年年底，我国农村供水工程服务 9.09 亿农村人口。

2. 工程数量多

截至 2020 年年底，全国共建成了 931 万处农村供水工程，其中规模化供水工程（城市供水管网延伸及千吨万人供水工程）1.8 万处，占 0.2%，服务人口 4.55 亿人，占 50%；千人及千人以下集中供水工程 56.2 万处，占 6%，服务人口 3.49 亿人，占 38%；分散供水工程（100 人以下）873 万处，占 93.8%，服务人口 1.05 亿人，占 12%。农村集中供

❶ 数据来自第三次全国农业普查主要数据公报（第一号）。

水率达到88%，自来水普及率达到83%，形成了较为完整的农村供水工程体系。

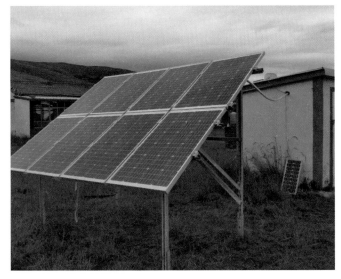

▲ 利用太阳能提水的分散供水工程

3. 工程规模小

全国931万处农村供水工程中，供水人口小于100人的分散供水工程数量占比最高；在58万处农村集中供水工程中，规模化供水工程（城市供水管网延伸及千吨万人供水工程）仅1.8万处，占农村供水工程数量的3.1%，96.9%为千人及千人以下集中供水工程，以联村或单村工程居多，多由村委会管理。

4. 维护管理难度大

由于单个农村供水工程服务人口少，单位供水能力和受益人口平均投资大，供水成本高；而部分工程所收水费只能勉强支付电费和很少的管理人员报酬，给工程正常维护和良性运行带来困难。同时，数量众多的千人及千人以下农村集中供水工程，多由村委会委托管水员管理，缺乏专业管理技能，维护管理难度大。

二、农村供水工程的定义和分类

农村供水工程，也称农村饮水安全工程或村镇供水工程，指向县（市、区）城区以下的镇（乡、街道）、村（社区）等居民区及分散住户供水的工程，以满足农村居民、企事业单位日常生活用水和第二、第三产业用水需求为主，不包括农业灌溉用水。

从工程规模上来分，包括集中供水工程和分散供水工程两类。

工程类型	Ⅰ型	Ⅱ型	Ⅲ型	Ⅳ型	Ⅴ型
	千吨万人供水工程			千人供水工程	千人以下集中供水工程
设计供水规模 Q（米³/天）或人口 P（人）	$Q \geqslant 10000$	$10000 > Q \geqslant 5000$	$5000 > Q \geqslant 1000$ 或 $P \geqslant 10000$	$1000 > Q \geqslant 100$ 或 $10000 > P \geqslant 1000$	$Q < 100$ 或 $P < 1000$

▲ 集中供水工程类型划分

（1）集中供水工程。集中供水工程是指从水源集中取水输送，经净化和消毒后，通过配水管网输送到用户或集中供水点的供水工程，通常供水人口大于等于100人。农村集中供水工程根据不同供水规模分为三类：第一类是千吨万人供水工程，指的是设计供水规模1000米³/天及以上，或设计供水人口10000人及以上的供水工程；第二类是千人供水工程，指的是设计供水人口小于10000人、大于等于1000人的供水工程；第三类是千人以下集中供水工

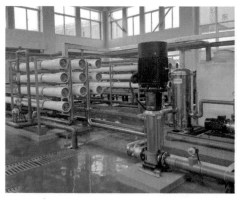
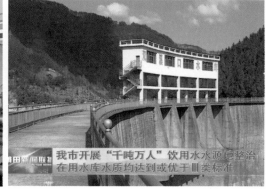

▲ 千吨万人的农村集中供水工程

程，指的是设计供水人口小于1000人、大于等于100人的供水工程。

（2）分散供水工程。分散供水工程是指农村地区分散居住户使用或采用简易设施或工具直接从水源取水的供水方式，通常供水人口小于100人。如分散式供水井、引泉供水工程和雨水集蓄供水工程等，主要包括单户、联户工程和以自然村、社和组为单位的小型供水工程等形式。

从水源类型上来分，主要包括地下水源工程和地表水源工程两类。

（1）地下水源工程。以地下水为水源的农村供水工程，水源取水形式包括管井（机井）、大口井、辐射井、渗渠和泉室等。对于水质良好的地下水，一般仅进行消毒处理。对于高铁锰、硝酸盐超标、苦咸水等劣质地下水，应先根据水源水质采取适宜的水质净化措施，再按照供水规模和管网条件等确定消毒方式。最后根据地形条件和用水户状况，通过变频、压力罐调压，或者清水池、水塔、高位水池调蓄后，经配水管网供到用水户。

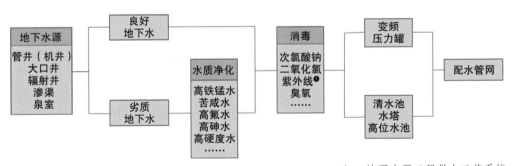

▲ 地下水源工程供水工艺系统

---

❶ 紫外线消毒设备安装在清水池、水塔或高位水池之后。

21

（2）地表水源工程。以地表水为水源的农村供水工程，水源形式包括水库、河（渠）道、湖泊、坑塘、山溪等。地表水水源取水方式主要包括固定式取水设施取水和移动式取水设施取水两种。对于水质良好的地表水，一般采用常规水处理（混凝、沉淀、过滤、消毒）工艺。对于高浊水、高藻水和氨氮、有机物等超标的微污染地表水，则根据水源水质超标情况在常规水处理的基础上，增加预处理（预沉淀、气浮除藻、活性炭吸附和生物预处理等）和／或深度处理（臭氧活性炭、生物活性炭和膜分离工艺等）措施，再按照供水规模和管网条件等确定消毒方式。最后根据地形条件，通过配水泵站加压或者重力自流方式，经配水管网供到用水户。

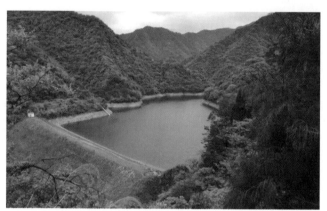

▲ 用于农村供水的小型水库

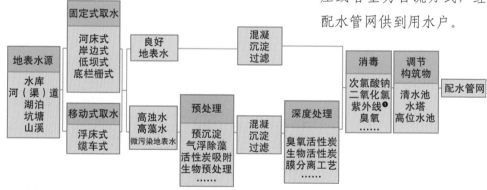

▲ 地表水源工程供水工艺系统

---

❶ 紫外线消毒设备安装在清水池、水塔或高位水池之后。

◎ 第二节 农村饮水安全评价

农村饮水安全，是指农村居民能够及时、方便地获得足量、洁净、负担得起的生活饮用水。

一、农村饮水安全评价标准

2018 年，中国水利水电科学研究院主编的《农村饮水安全评价准则》（T/CHES 18—2018），明确了农村饮水安全评价的四项指标：水质、水量、用水方便程度和供水保证率，并分别提出了针对不同区域、不同规模的农村供水工程农村饮水安全的评价标准和方法。

2018 年 8 月 1 日，水利部、国务院扶贫办、国家卫生健康委联合下发《关于坚决打赢农村饮水安全脱贫攻坚战的通知》（水农〔2018〕188 号），提出打赢脱贫攻坚战是全面建成小康社会的底线目标，各地可直接使用中国水利学会发布的《农村饮水安全评价准则》（T/CHES 18—2018），也可根据这一评价准则，结合本省实际情况，因地制宜制定适合本省实际的农村饮水安全评价准则或细则，既不降低标准，又不吊高胃口，作为各省脱贫攻坚农村饮水安全精准识别、制定解决方案和达标验收的依据。全国有农村饮水安全脱贫攻坚任务的 25 个省份先后明确了本省农村饮水安全评价标准，其中，安徽

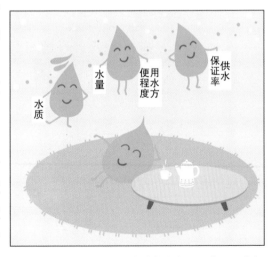

▲ 农村饮水安全评价四项指标

省等 14 个省份直接使用《农村饮水安全评价准则》（T/CHES 18—2018），河北省等 9 个省份在此基础上进行了补充细化，贵州省和西藏自治区还以地标或规范性文件的形式制定了评价细则。

二、如何判断农村饮水安全是否达标

根据《农村饮水安全评价准则》（T/CHES 18—2018），水质、水量、用水方便程度和供水保证率四项指标全部达标才能评价为安全；四项指标中全部基本达标或基本达标以上才能评价为基本安全。只要有一项未达标或未基本达标，就不能评价为安全或基本安全。达到基本安全及以上就认为农村居民的饮水是安全的。

1. 水质

水质应符合《生活饮用水卫生标准》（GB 5749—2022）的要求。农村饮水安全首先指的是饮用水的安全性。安全饮用水是指一个人终生饮用不会对健康产生危害的饮用水，根据世界卫生组织定义，终生饮用是按人均寿命 70 岁为基数，以每天每人 2L 饮水计算。此外，安全饮用水还应包含日常个人卫生用水，即洗脸、洗澡、漱口等用水。如果水中含有害物质，这些物质可能会在洗澡、漱口时通过皮肤接触、呼吸吸收等方式进入人体，从而对人体健康产生影响。

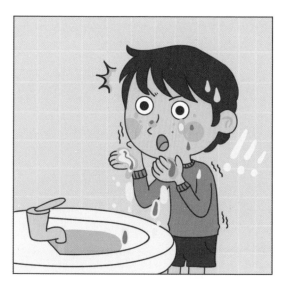

▲ 安全饮用水包含日常个人卫生用水

2. 水量

水量应能满足人们合理的饮用水需求，以农村居民生活饮用水为主，统筹考虑饲养畜禽和第二、第三产业等用水，根据不同区域年均降水量和人均水资源占有量的不同，水量标准有所不同。

3. 用水方便程度

用水方便程度指的是用水户获得饮用水的便利程度，通常以供水是否入户（即自来水）以及人力或简易交通工具取水往返时间或距离进行评价。通常情况下，平原区、浅山区集中供水工程宜供水全部入户；山区、牧区等不具备入户条件的，由集中供水点或分散工程供水，人工取水往返时间不应超过 20 分钟，或取水水平距离不超过 800 米，垂直距离不超过 80 米。

4. 供水保证率

千吨万人供水工程，供水保证率不低于 95%，其他供水工程的供水保证率不低于 90%。

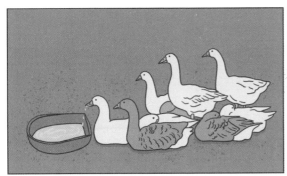
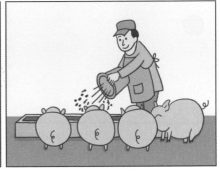

▲ 农村饮用水需要统筹考虑的因素还包括饲养畜禽

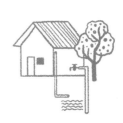

第三章　农村饮用水水源与供水方式

◎ 第一节 农村饮用水水源

　　水是生命之源，是地球表面生物体生存的不可替代的资源。水源是水的来源和存在形式的地域总称。水源主要存在于海洋、河湖、冰川、雪山等区域。它们通过大气运动等形式得到更新，是人类从事生产生活等活动离不开的宝贵资源。

　　农村饮用水水源是农村供水的重要组成部分，水源选择直接关系到供水方式、供水规模的确定、制水成本和供水工程的可持续性。农村饮用水的水源多来自河流、湖泊、山溪及地下潜水层、承压层等，且根据水源类型可分为地下水源和地表水源两大类。此外，在我国水资源缺乏的西北和部分海岛地区，雨水、海水等非常规水源也可作为农村饮用水水源，经净化处理后可供给农村居民饮用。

一、地下水源

　　地下水源是指一定期限内，能提供给人类使用的，且能逐年得到恢复的地下淡水量，与大气水资源和地表水资源密切联系、互相转化，既有一定的地下储存空间，又参加自然界水循环，具有流动性和可恢复性的特点。地下水源的形成，主要依靠降水和地表水入渗补给，其水量水质与气候、地质条件等密切相关。利用地下水源前，必须进行水质评价和水量评价。地下水由于经过地层的渗滤，水中的悬浮物和胶质大部分被去除，水质较稳定，不易受外界污染和影响；但同时在流经岩层的过程中溶解了各种可溶性矿物质，因此地下水中的含盐量和总硬度通常高于地表水。地下水的开采一般不应超过补给量，否则会给环境带来危害，使生态条件恶化。

1. 地下水源的主要类型

地下水源的主要类型包括上层滞水、潜水、承压水、山泉水等。

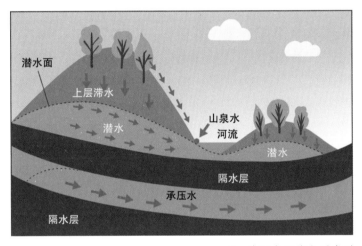

▲ 地下水源的主要类型

（1）上层滞水。上层滞水是指离地表不深、局部隔水层之上的重力水。由于一般分布不广，呈季节性变化，雨季出现，干旱季节消失且易遭受污染，一般只适宜做小型或临时性的供水水源。

（2）潜水。潜水是指埋藏在地表以下，第一个连续分布的隔水层以上，具有自由水面的重力水。其特点是补给水源较近，可由河流、降水补给；水位、水量随季节或抽水量的大小而变化较大；水质易受地表或地下污染物影响。

（3）承压水。承压水是指埋藏并充满两个隔水层之间的含水层中的重力水。其特点是补给水源一般较远，水量充沛且动态稳定。由于有不透水层的保护，所以不易受污染；但部分地区的铁、锰、氟化物、砷、硝酸盐等含量较高，需经净化处理才能满足《生活饮用水卫生标准》（GB 5749—2022）的要求。

（4）山泉水。山泉水是指地下水天然出露至地表或者地下含水层露出地表的水。如果地下水露出地表后没有形成明显水流，称为渗水。根据泉水的补给来源和成因，可将泉水分为下降泉和上升泉。上升泉是农村供水工程建设中优先考虑开发利用的水源。山泉水的水质一般较好，缺点是流量不稳定，随地质和季节情况有很大的变化。

2. 地下水源取水构筑物

地下水源取水构筑物，是集取上层滞水、潜水、承压水、山泉水等地下水源的构筑物的总称，农村供水中常见的有管井（机井）、大口井、辐射井、渗渠、泉室等类型。

取水构筑物类型	管井（机井）	大口井	辐射井	渗渠	泉室
优点	水量较稳定，水质较好	水量较大，投资低	取水量大	水质较好	水质较好，投资低，常为自流供水，便于管理
缺点	造价高；浅层地下水易受污染，深层地下水补给困难	供水保证率低；水质不稳定	造价高；施工较复杂，水质不稳定	水量、水质易受主河道影响	水量不稳定，供水保证率低
适用条件	适用于地下水含量较为丰富的地区	适用于植被较好的山区	适用于取水量较大的地区	适用于北方地区和山前区河流	适用于山区、泉水较为丰富的地区

▲ 各种地下水源取水构筑物的综合比较

（1）管井（机井）。管井又称深井式机井，通常用凿井机械开凿至含水层，用井管做井壁，与地面垂直，口径小、深度大，以集取深层地下水。如华北和东北平原地区农村供水工程水源多为深层地下水，主要采取管井（机井）形式，井深通常为 200～300 米。

（2）大口井。大口井是一种垂直取水构筑物，由井径较大而得名，广泛应用于开采浅层地下水。在全国农村饮水安全工程实施之前，大口井在我国农村比较常见，通常还安装辘轳或者手动泵取水。

（3）辐射井。辐射井是一种带有辐射横管的大直径竖井，在井底或井壁按辐射方向将滤水管打进含水层增大了井的出水量。辐射井素有"浅井之王"的美称，与常规管井相比，辐射井具备有效开发含水层水量、单井出水量大等特点。辐射井在新疆维吾尔自治区、宁夏

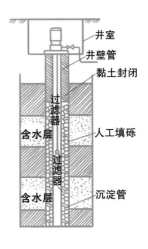

▲ 管井

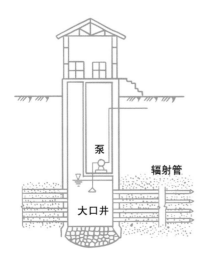

◀ 辐射井

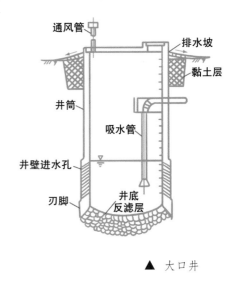

▲ 大口井

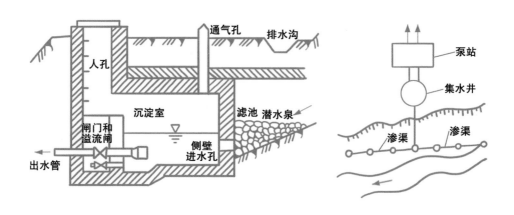

▲ 泉室   ▲ 渗渠

回族自治区等地下水资源较为贫乏的地区有很好的应用。

（4）渗渠。渗渠是指拦截并收集重力流动的地下水而水平埋设在含水层的集水管，又称截伏流。渗渠取水在青海省等地区有广泛的应用。

（5）泉室。泉室是指集取泉水的构筑物，对上升泉可用底部进水的泉室，下降泉可用侧向进水的泉室。由于泉水水质较好，在我国泉水较为丰富的山区，这种形式比较常见。

二、地表水源

地表水是指陆地表面上动态水和静态水的总称，是由经年累月的自然降水和下雪累积而成，也是水资源的主要组成部分。

1. 地表水源类型

我国主要的农村地表水源类型包括河（渠）道、湖泊、水库、坑塘、山溪等，各自具有特点和适用条件。

水源类型	河（渠）道	湖泊	水库	坑塘	山溪
优点	水量较大，水位变化相对较小	水量充沛，供水保证率高	水量充沛；供水保证率高；山区水库水质较好	取水方便，工程投资低	水质较好，工程投资低
缺点	供水保证率低；水质易受污染	水质相对较差，尤其藻类易超标	平原区水库水质季节性变化大；山区水库水位变幅大	水量小，供水保证率不高，易受污染，不易保护	季节性变化大，供水保证率低，漂浮物多
适用条件	适用于水质较好、水量稳定、供水规模较大的集中供水工程	适用于水质较好、水量稳定、供水规模较大的集中供水工程	适用于水质较好、水量稳定、供水规模较大的集中供水工程	适用于供水规模较小的工程	适用于山区、供水规模较小的地区

（1）河（渠）道。河（渠）道是自然或人工形成的水道，水量补给主要有雨水、冰雪融水、湖泊、沼泽水和地下水。我国雨水对河（渠）道的补给量一般由东南向西北减少。西北内陆地区的河（渠）道以高山冰雪融水为主要补给，雨水补给居次要地位；在枯水期地下水是河（渠）道的主要补给；我国西南广大岩溶地区，地下水补给占有相当大的比重。河（渠）道型水源中悬浮物和胶态杂质较多，水质不稳定，受自然因素影响较大，易受到人为活动的污染。以河（渠）道作为农村供水工程水源在我国各地均有分布，但在长江中下游、东南诸河流域较为集中。

（2）湖泊。湖泊是指陆地上洼地积水形成的、流动缓慢的水体，是水资源的重要组成部分，湖泊水资源由补给资源和储存资源两部分组成。其天然补给方式包括上游入湖水量、湖面获得降

▲ 各种地表水源类型的综合比较

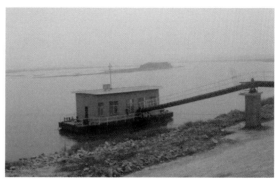

▲ 湖北某农村供水工程的河（渠）道水源

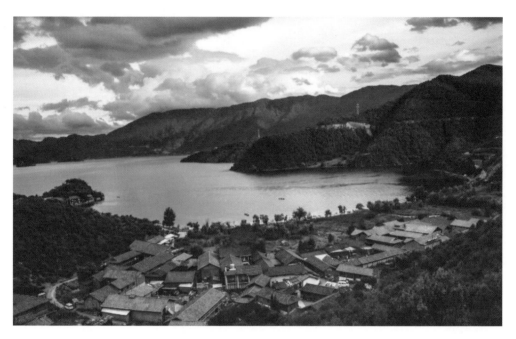

▲ 国家Ⅰ类饮用水水源地——抚仙湖

水量和地下水潜流入湖量三部分。湖泊水流动性较河流型水源小，经过长期自然沉淀，浑浊度较河流低，但由于蒸发作用，含盐量通常较河流高。湖南省的洞庭湖与江西省的鄱阳湖自古以来就是沿岸居民的饮水水源。

（3）水库。水库是指蓄积了大量水的人工湖，通常在河道上建坝，拦蓄河水，但也有将坝建在河道之外，用导流工程把河水引入天然或人工洼地而形成水库。水库是人类为调节径流、改善河流航运条件、利用水能和供水等而兴建的，兼有河流和湖泊二者的特征。水库与河流的相似之处，是水体有一定的流速，仍保留河流的某些特征；与湖泊相似之处，是水体保持相对静止，水体交换率稍低。我国部分有条件的规模化农村供水工程以水库为水源，水量水质保障程度相对较好。

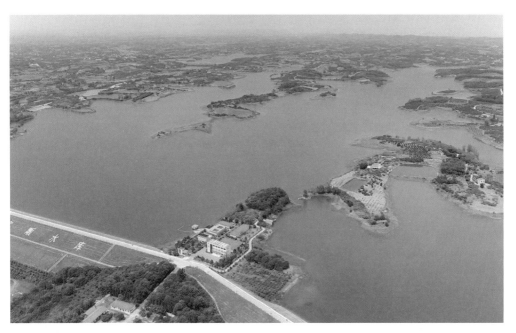

（4）坑塘。坑塘分为天然坑塘、人工坑塘和半人工坑塘三种，通常库容在 10 万米^3 以下。天然坑塘是由天然水坑、水潭、山塘、泡子等自然形成的水面。半人工坑塘是拦截溪河、湖泊或沟渠交汇的积水地区建坝而成的水面，在江浙一带通常称"堰"。在重庆市、云南省、浙江省、四川省等南方山区，单村供水工程以坑塘水作为饮用水水源较为常见。

▲ 湖北某农村供水工程的水库水源

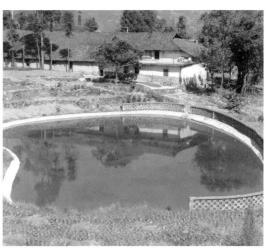

▲ 西南山区某农村供水工程的坑塘水源

（5）山溪。山溪是指水道比较狭窄，水流速度变化多端的自然淡水。通常溪水都在河流上游的山谷一带，湍流和不平坦的河床亦较常见到。其主要有四个特点：①水道比较狭窄，一般在 2 ~ 5 米；②水深较浅，一般不超过 1 米；

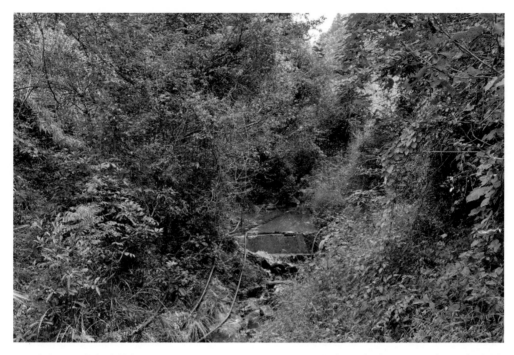

▲ 南方山区某农村供水
工程的山溪水源

③溪滩大多为石头,底层多为黄沙;④一般由山谷流出,最终流向江河。

2. 地表水源取水构筑物

地表水源取水构筑物,是指从河(渠)道、湖泊、水库等地表水源中取水的设施,包括固定式(岸边式、河床式、低坝式或底栏栅式等)、移动式(浮船式、缆车式)取水构筑物。

(1)岸边式取水构筑物。岸边式取水构筑物适用于河(渠)道(水库、湖泊)岸边较陡,具有足够水深,水位变化较小且地

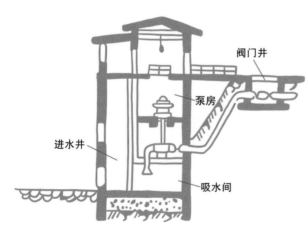

▲ 岸边式(立式泵)取水构筑物

36

质条件较好的地方。可采用水泵直接取水，也可采用水泵的吸水管与取水头部相连接，伸入河（渠）道（水库、湖泊）中取水。岸边式取水构筑物由进水井和泵站两部分组成，按照进水井和泵站的建造形式，又可分为岸边合建式取水构筑物和岸边分建式取水构筑物。

（2）河床式取水构筑物。河床式取水构筑物适用于河（渠）道（水库、湖泊）岸边较平坦，枯水期主流离岸较远，岸边水深不足或水质不好，而河（渠）道（水库、湖泊）中心有足够的水深、水质较好的地方。河床式取水构筑物通常由取水头部、进水管（自流管或虹吸管）、集水井、泵站四部分组成；河（渠）道（水库、湖泊）中水经取水头部上的进水孔，沿进水管流入集水井，然后由水泵抽送输走。

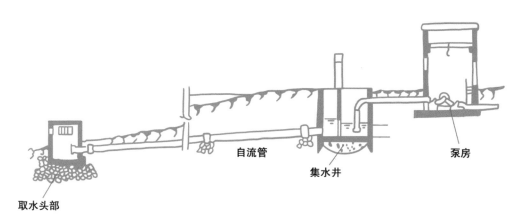

取水头部　　自流管　　集水井　　泵房

▲ 河床式取水构筑物

（3）低坝式或底栏栅式取水构筑物。低坝式或底栏栅式取水构筑物适用于从水深较浅的山溪中取水。低坝式取水构筑物适用于推移质不多的山区浅水河流，低坝的位置应选择在稳定河段上；底栏

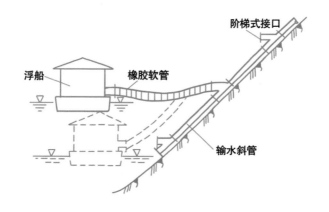

▲ 浮船式取水构筑物

栅式取水构筑物适用于大颗粒推移质较多的山区浅水河流，底栏栅的位置应选择在河床稳定、纵坡大、水流集中和山洪影响较小的河段上。

（4）浮船式取水构筑物。浮船式取水构筑物适用于水源水位变化幅度大、水流不急的地方。浮船式取水构筑物可将取水头部与水泵均装设在浮船上，由水泵出水管向岸上供水。浮船取水具有投资少、施工期短、便于施工、调动灵活等特点，缺点是操作管理麻烦，供水安全性相对较差。

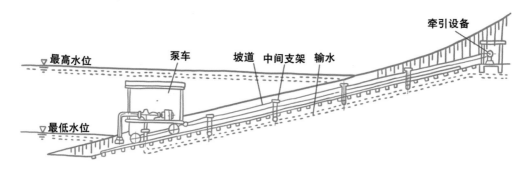

▲ 缆车式取水构筑物

（5）缆车式取水构筑物。缆车式取水构筑物由泵车、坡道、输水斜管、牵引设备等组成。当水位涨落时，泵车可由牵引设备带动，沿坡道上的轨道上升或下降。具有投资省、水下工程量少、施工周期短等优点；但水位涨落时需移车换接头，操作管理麻烦，供水安全性相对较差。

▲ 低坝式取水构筑物

三、非常规水源

非常规水源区别于传统意义上的地表水、地下水的（常规）水资源，是经处理后可以利用或在一定条件下可直接利用的雨水、海水、矿井水、苦咸水等。不同非常规水源的开发利用具有各自的特点和优势，是常规水源的重要补充，对于缓解水资源供需矛盾，提高区域水资源配置效率和利用效益等方面具有重要作用。非常规水源的开发利用方式主要有雨水利用、海水利用等。

▲ 底栏栅式取水构筑物

1. 雨水利用

雨水利用指采用集雨场地或微型集雨设施（水窖、水柜、雨水罐、水池等）对天然降

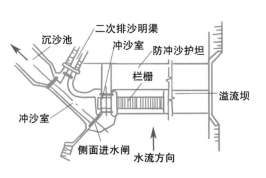

▲ 雨水利用示意图

39

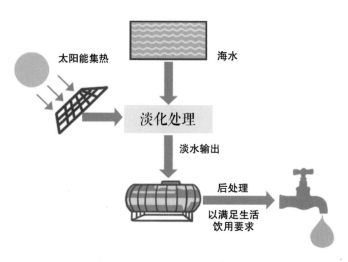

太阳能集热

海水

淡化处理

淡水输出

后处理

以满足生活
饮用要求

▲ 海水利用示意图

水（大气降水）进行收集、存储并净化，以满足《雨水集蓄利用工程技术规范》(GB/T 50596—2010) 等技术标准后加以利用。

2.海水利用

海水利用指以海水为原水，经脱盐处理得到淡化水，根据生活饮用需要进行后处理并加以利用。

◎ 第二节 农村供水方式

受饮用水源条件、居住人口分布、地形条件及当地经济社会条件等多种因素影响，我国农村供水方式主要包括城市供水管网延伸工程、乡镇水厂、单（联）村供水工程、单（联）户分散供水工程等。

一、城市供水管网延伸工程

城市供水管网延伸工程又称为城乡供水一体化工程，是指在合理选择供水水源的基础上，将供水区域由城区向乡村拓展和延伸，实现城乡联网、联供、联营、联管的供水工程模式。

城市供水管网延伸工程是结合区域社会经济概

况、自然条件及人口分布特点，以供水水源、重点水厂为依托，优化管网布局，将农村分散的、独立的供水模式转变为集中的、联网的、供水模式。城市供水管网延伸供水工程可解决广大农村小水厂基础设施薄弱、技术管理水平低、水质不达标、供水保证率低等问题，有利于在更大范围内合理配置水资源，充分发挥城市供水的技术和管理优势，高质量满足城乡人民生活的需要和农村社会经济发展的需求。

从长远看，城乡供水一体化、农村供水城镇化是城乡接合部的供水发展方向，也符合社会发展的规律。城乡供水一体化是提高农村自来水普及率，打破城乡二元结构的一项重大举措，是解决城乡接合部农民饮水问题的最佳选择和根本出路。

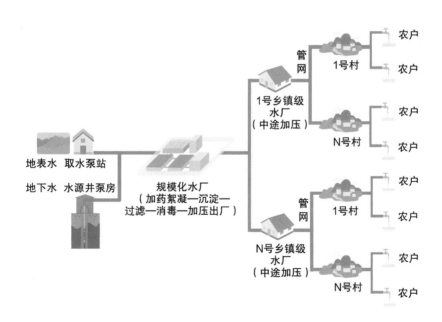

▲ 城乡供水一体化的供水方式

41

小贴士

为什么提倡兴建适度规模的集中供水工程？

兴建适度规模的集中供水工程，主要有以下优点：

（1）有利于优化配置水资源，提高供水保证率。

（2）单位造价低，经济上更合理。

（3）有利于专业化管理，保证供水水质安全卫生。

（4）有利于工程建后管护，实现良性运行。

二、乡镇水厂

乡镇水厂是指为解决乡镇居民生活用水，为两个及以上村庄（含行政村、自然村、居民点）、乡（集）镇和建制镇居民供水而修建的供水厂，包括乡镇集中供水厂、跨行政村、联村、联片的集中供水厂等。乡镇水厂，一般通过新建水厂或改造、扩建既有水厂，采用一个供水系统向多个村镇居民供水。相对而言，乡镇水厂的供水范围比城乡供水一体化的供水范围小，但可达到适度规模。

乡镇水厂的供水方式由于供水规模相对较大，运行管理人员素质较高，易实现规模化供水、专业化管理，因此，相对于单（联）村供水工程、单（联）户分散供水工程而言，其供水保证率高、水量水质可靠、便于管理、抵御自然灾害的能力较强、工程

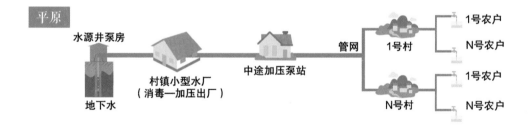

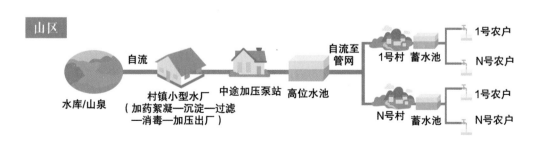

▲ 乡镇水厂的供水方式

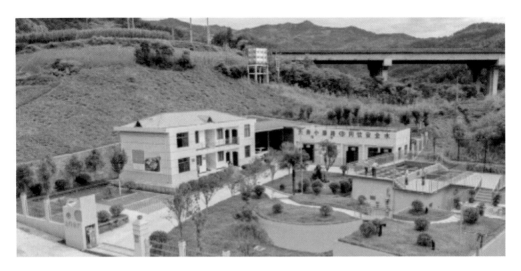

▲ 乡镇水厂（湖北省郧西县土门集镇水厂）

寿命长，单位基建投资与制水成本较低。因此，在发展农村供水时，应因地制宜，提倡优先建设适度规模的乡镇水厂。

三、单（联）村供水工程

单（联）村供水工程是指采用一个独立的供水系统给单（多）个行政村或自然村居民供水的工程，是中西部地区解决农村供水中最常见、最普遍的形式。

单（联）村供水工程具有总投资省、建设周期短、

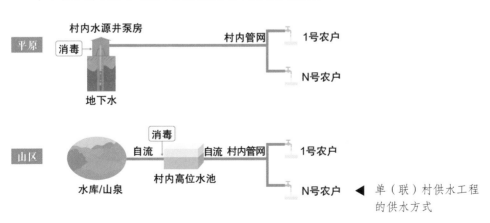

◀ 单（联）村供水工程的供水方式

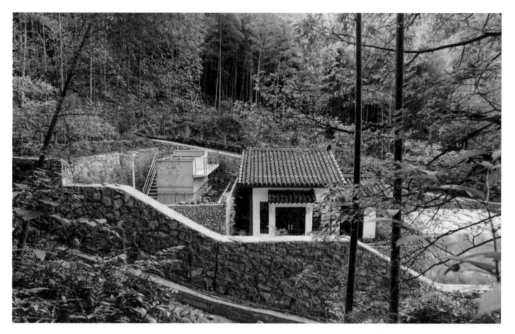

▲ 单（联）村供水工程
（浙江省湖州市安吉县
欢喜岭供水站）

便于管理等优点。但相对规模较大的集中式供水工程，其单位基建投资与制水成本较高，管理水平较低，工程可持续年限较短，用水户较少，难以体现规模效益，很难做到长期良性运营，仅适于居住分散、村间距离远、没有较大规模水源的地区。

因此，单（联）村供水工程规划，应与城乡供水一体化、跨区域规模化引调水、乡镇水厂供水等供水方式进行技术经济比较，综合确定。同时要与村镇总体规划相协调，还要考虑近期移民拆迁的可能性，避免不必要的投资。

四、单（联）户分散供水工程

由于地形条件等限制，部分农村地区分散居住户的饮水安全只能通过单户、联户分散供水工程供水实现。其主要类型有分散式供水井、引泉供水工程以及雨水集蓄供水工程等。

1. 分散式供水井

分散式供水井是浅层地下水丰富、水质良好的偏远农村地区实施的一种简易供水方式。通过在房前屋后或家庭庭院中人工挖掘深度 5～20 米的浅井，包括筒井、手压井、拉管井等形式，集取浅层地下水，用手动、辘轳、人工或潜水电泵取水。

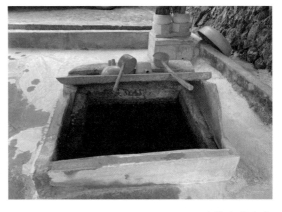

▲ 分散式供水井

2. 引泉供水工程

引泉供水工程是泉水丰富山区农村地区实施的一种分散供水方式。引泉供水工程一般选取常年流水的泉水作为水源，引水管（渠）将泉水收集到泉室（蓄水池）后，通过重力自流作用将水供给用水户。从水质来说，通常情况下泉水的水质较好，但也有

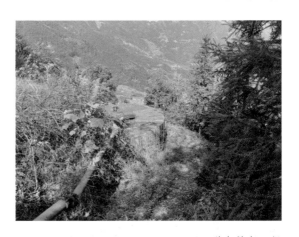

▲ 引泉供水工程

部分工程泉水水源受水文地质影响，存在个别水质指标含量较高的情况；从水量来说，受降水、地形、地质情况影响，水量差异较大。

3. 雨水集蓄供水工程

雨水集蓄供水工程是指在干旱半干旱及其他缺水地区，通过兴建水窖、水柜等集水设施，收集降水、存储，以便有效利用当地雨水资源的一种微型水利工程。雨水集蓄供水工程是一项被广泛应用的传统集水与供水技术，是解决农村部分

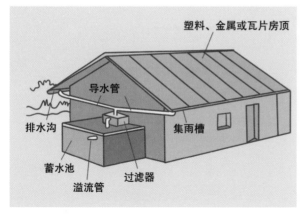

▲ 典型屋面雨水利用系统

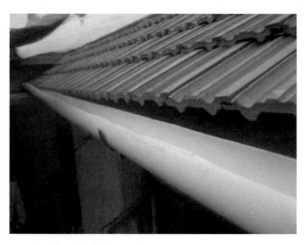

▲ 某雨水集蓄供水工程的
半圆形塑料汇流槽

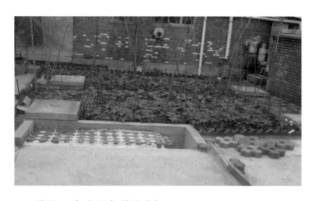

▲ 屋面＋庭院雨水利用现场

地区人口饮水问题的途径之一。它具有投资小、见效快、适合家庭经济等特点。雨水集蓄供水工程一般可由集水、输水、净水、蓄水和供水系统五部分组成。我国的农村居民在长期抗旱实践中，积累了丰富的利用雨水的经验，创造了水窖、水柜、水池等小型和微型蓄水工程形式，用于解决生活饮用水问题。

由于雨水集蓄供水工程一般规模小，分布较散，一般不会造成不利的环境影响。因此，年降水量在250毫米以上的地区，都可结合实际开发利用雨水资源，解决必需的生活用水，还可以实施节水灌溉，发展当地农业及农户庭院经济，这是水资源可持续利用的有效途径，开发利用前景广阔。

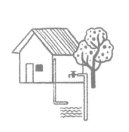

第四章 农村饮水安全保障技术措施

◎ 第一节 优质水源的选择

优质水源是指水质良好、水量充沛、便于卫生防护的水源。农村饮用水水源类型多样，水量水质条件差异大，在选择水源时，一般应遵循以下原则。

（1）优先选择优质水源，如山泉水、深层地下水（承压水）、未受污染的浅层地下水、湖库水和山溪水。

（2）水源选择应符合当地水资源统一规划管理的要求。

（3）当有多个水源可供选择时，应进行水量、水质和技术经济的综合比较，择优确定。

（4）山区农村优先选择山泉或地势较高的水库为水源，可靠重力供水。

（5）平原地区农村可选用地下水作为水源，并尽可能适度集中，以便于取水设施建设及水源的卫生防护。集中供水工程的水源优先选择深层地下水；单户或联户工程，可以地下潜水作为水源。

（6）当没有其他优质水源可供选择时，可采用高氟等劣质地下水或以受轻微污染的地表水作为水源。以此为水源时，必须经过特殊净化处理。

（7）在淡水资源匮乏地区，可修建雨水收集系统，直接收集雨水作为分散式给水水源。

优质水源是农村饮水安全的第一保障，随着各地经济社会的发展，优质水源的选择性更广了。如河北省高氟水地区抓住南水北调中线工程建成通水的机遇，将省内南水北调地表水厂与有条件的农村

小贴士

为什么不同地区的水会有口感上的不同？

口感不同与水中化学物质含量有关，不同地区水中的矿物质、微量元素含量有区别，所以口感也会有差异。如西北部分地区由于水文地质条件等原因，水中含有大量矿物质，碱度大于硬度，喝起来会有一种苦涩的感觉；部分地区的山溪水因含有适量的矿物质与微量元素，喝起来会有一种甘甜的感觉。

供水工程连通，实现引江水替代地下水，从根本上提高农村饮用水水源的水质，降低水质处理成本。新疆伽师县是有名的苦咸水地区，通过远距离引地表水的方法，使伽师县水源苦咸问题得到了解决，伽师县城乡居民彻底告别饮用苦咸水的历史。

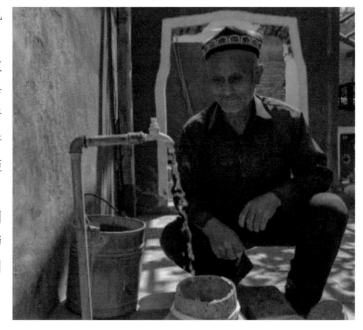

▲ 新疆伽师县城乡居民彻底告别苦咸水迎来自来水

◎ 第二节 水源保护技术措施

农村水源量大面广，污染源多，而饮用水水源水质好坏直接关系到群众的饮水安全和身体健康。水源保护是安全供水的第一道防线，保护好水源可降低后期水处理的难度和成本。

农村饮用水水源保护的主要内容是：划、立、治。

1. 划——划定水源保护区（范围）

水源保护区（范围）是指为防止饮用水水源地污染、保障水源水质而划定的，并要求加以保护的一定范围的水域和陆域。

2.立——立标示牌

水源保护区（范围）的边界需要设立明确的地理界标和明显的警示牌，并根据需要增设围栏、围网等。

3.治——综合整治环境

整治保护区内环境违法问题，加强水源周围生活污水、垃圾及畜禽养殖废弃物的处置处理，综合防治面源污染。

一、地表水水源地的保护措施

地表水水源地保护区（范围）包括一定范围的水域和陆域。地表水水源保护的具体措施共包括五方面。

（1）取水点周围半径100米的水域内，应严禁捕捞、网箱养鱼、放鸭、停靠船只、洗涤、游泳等可能污染水源的任何活动，并设置明显的水源保护区（范围）标志和严禁事项告示牌。

（2）取水点上游1000米至下游100米的水域，不应排入工业废水和生活污水；其沿岸防护范围内，不应堆放废渣、垃圾，不应设立有毒、有害物品的

▲ 水源保护区（范围）标志和严禁事项告示牌

仓库和堆栈，不应设立装卸垃圾、粪便和有毒有害物品的码头，不应使用工业废水或生活污水灌溉及施用持久性或剧毒的农药，不应从事放牧等有可能污染该段水域水质的活动。

（3）以河流为供水水源时，根据实际需要，可将取水点上游1000米以外的一定范围河段划为水源保护区，并严格控制上游污染物排放量。受潮汐影响的河流，取水点上、下游及其沿岸的水源保护区范围应根据具体情况适当扩大。

（4）以水库、湖泊和池塘为供水水源时，应根据不同情况的需要，将取水点周围部分水域及其沿岸划为水源保护区，防护措施与上述要求相同。

（5）取水渠道、作预沉池（或调蓄池）的天然池塘，防护措施与上述要求相同。

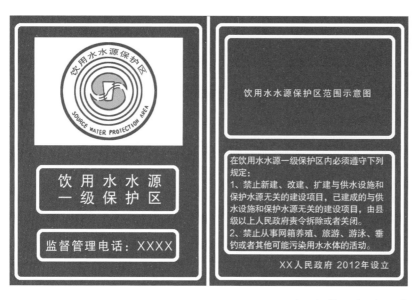

▲ 水源保护区范围标示牌

二、地下水水源地的保护措施

地下水水源地保护区（范围）包括影响水源地水质的取水设施周边及相邻的地标区域。地下水水源保护的具体措施主要有以下方面。

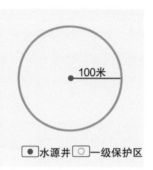

一级保护区范围：
以水源井为核心
的100米范围

100米

● 水源井　○ 一级保护区

▲ 水源井保护区标示

（1）地下水水源保护区和井的影响半径范围应根据水源地所处的地理位置、水文地质条件、开采方式、开采水量和污染源分布等情况确定，且单井保护半径在 30 ~ 100 米范围内。

（2）在井的影响半径范围内，不应再开凿其他生产用水井，不应使用工业废水或生活污染水灌溉及施用持久性或剧毒的农药，不应修建渗水厕所和污废水渗水坑、堆放废渣和垃圾或铺设污水渠道，不应从事破坏深层土层的活动。

（3）雨季，应及时疏导地表积水，防止积水入渗和漫溢到井内。

（4）渗渠、大口井等受地表水影响的地下水源，其防护措施与地表水水源保护要求相同。

（5）地下水资源匮乏地区，开采深层地下水的水源井应保证生活用水，不宜用于农业灌溉。

三、水源保护相关的法律法规

1. 法律法规

农村饮用水水源保护应遵循《中华人民共和国水法》《中华人民共和国水污染防治法》《中华人民共和国水污染防治法实施细则》和《饮用水水源保护区污染防治管理规定》中的相关条款。

小贴士

农村居民保护水源能做什么？

保护水源人人有责，大家可以采取以下保护措施。

（1）不要往水源地倾倒垃圾、排放生活污水。

（2）不要在水源地洗衣服、洗车、游泳、钓鱼、划船等。

（3）在水源地周边控制施用化肥，避免造成水体富营养化。

（4）发现有破坏和污染水源的行为，及时向当地人民政府、有关部门和供水单位举报。

2. 相关标准

保护水源地功能，执行的水质标准主要包括《地表水环境质量标准》（GB 3838—2002）、《地下水质量标准》（GB/T 14848—2017）、《生活饮用水卫生标准》（GB 5749—2022）等。

《饮用水水源保护区划分技术规范》（HJ/T 338—2018)由生态环境部批准发布，规定了地表水、地下水饮用水水源保护区划分的基本方法。饮用水水源保护区标志是用图形符号、文字和颜色等向相关人群传递饮用水水源保护区的有关规定和信息，包括饮用水水源保护区界标、交通警示牌和宣传牌。

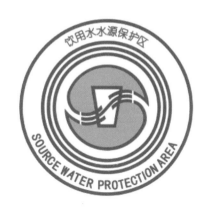

▲ 饮用水水源保护区标志

3. 相关文件

环境保护部办公厅、水利部办公厅印发的《关于加强农村饮用水水源保护工作的指导意见》（环办〔2015〕53号），要求分类推进水源保护区或保护范围划定；加强农村饮用水水源规范化建设。由水利部办公厅发布的《关于开展农村饮用水水源保护与水质状况摸底调查的通知》（办农水函〔2018〕627号），生态环境部、水利部联合发布的《关于进一步开展饮用水水源地环境保护工作的通知》（环执法〔2018〕142号），生态环境部、农业农村部联合发布的《农业农村污染治理攻坚战行动计划》（环土壤〔2018〕143号）等文件，均要求抓紧划定水源保护区或保护范围，组织编制相关管理办法，加强水源保护区环境综合整治及规范化建设。

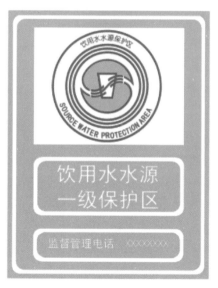

▲ 饮用水水源保护区界标

◎ 第三节 常见净化消毒技术措施

水源输送来的水成为饮用水之前，要进行一系列的处理，水质净化消毒是重要环节。农村饮用水水质净化涉及多种水处理技术，可将其分为常规水处理、预处理、强化常规处理、深度处理、特殊水处理等工艺。当以水质较好且符合《地下水质量标准》（GB 14848—2017）Ⅲ类及以上要求（千吨万人供水工程应符合Ⅱ类及以上要求）的地下水作为水源时，仅需进行消毒即可。

一、水质净化

1. 常规水处理工艺

饮用水常规处理工艺是指以较清洁的地表水为饮用水源的处理方法，通常指混凝、沉淀、过滤、消毒四种过程的工艺组合。一般采用钢筋混凝土等材料建设的构筑物形式，也有的采用一体化净水设备。常规水处理技术的原理是：在原水中投加混凝剂，使水中胶体物质脱稳并逐渐形成较大颗粒，通过沉淀、过滤单元将形成的大颗粒物质去除，从而净化水质，使水质达到《生活饮用水卫生标准》（GB 5749—2022）的要求。

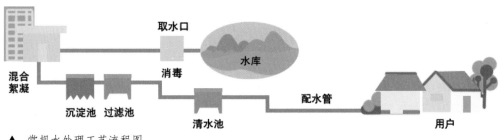

▲ 常规水处理工艺流程图

2. 预处理工艺

预处理工艺通常是指在常规水处理工艺之前，采用适当物理、化学和生物的处理方法，对水中污染物进行初级去除，同时可以使常规水处理工艺更好地发挥作用，减轻常规水处理和深度处理的负担，发挥水处理工艺整体作用，提高对污染物的去除效果，改善饮用水水质。如粗大悬浮物和漂浮物的筛除、沉砂，高浊水的预沉淀，土壤渗滤、曝气除臭、气浮除藻、粉末活性炭吸附、生物预处理除氨氮，用氯、臭氧或高锰酸钾等进行预氧化处理等工艺。

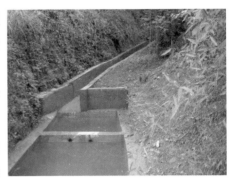

▲ 用来处理雨水的预沉池

3. 强化常规处理工艺

强化常规处理工艺是指对传统的常规水处理工艺中的任一环节进行强化或优化，从而提高水质净化效果，包括强化混凝、强化沉淀和强化过滤。当饮用水水源受到一定程度的污染时，在混凝处理中（常规水处理的第一步工艺）投加新型混凝剂或助凝剂，加强混合和絮凝作用，以提高混凝沉淀工艺对污染物的去除效果。

采用强化常规处理工艺，不但具有投资小、运行稳定、能耗低、维护管理简便、易于实施等特点，而且可以有效去除水中有机物。

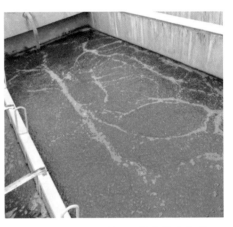

▲ 一种去除有机物、氨氮的生物膜滤池

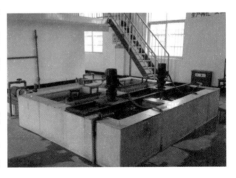

▲ 一种简单地进行强化混凝处理的混凝剂溶解池

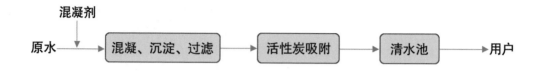

▲ 活性炭吸附深度处理
工艺流程

4. 深度处理工艺

当饮用水水源受到有机物、氨氮或微量有毒有害物质等的污染，但无合适的替代水源时，在常规水处理工艺的基础上，会再增加深度处理工艺，如臭氧活性炭、生物活性炭和膜分离工艺等，从而使水质最终达到《生活饮用水卫生标准》（GB 5749—2022）的要求。

5. 特殊水处理工艺

当地下水水源中铁、锰、氟、砷或含盐量超标时，采用专用的滤料或特殊工艺进行水质处理。

（1）高铁锰水处理工艺。铁、锰在自然界分布广泛，长期饮用铁、锰超标的水会使人体产生慢性中毒，过量的锰还会损害人类的中枢神经系统。《生活饮用水卫生标准》（GB 5749—2022）规定：铁浓度不应高于 0.3 毫克 / 升，锰浓度不应高于 0.1 毫克 / 升。

20 世纪以来，人们围绕着铁、锰的去除进行了不断地探索，积累了丰富的经验。除铁、除锰技术的理论与应用先后经历了自然氧化法、接触氧化法和生物法三个阶段。接触氧化法是技术最为成熟、应用最为广泛的除铁锰技术，它主要包括曝气和过

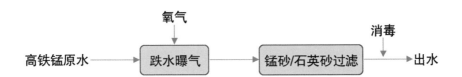

▲ 接触氧化法铁锰去除
工艺流程（铁锰含量较低时）

滤两个单元。根据不同铁锰浓度，可采用单级或多级曝气＋单级（多级）过滤工艺流程。

（2）高砷水处理工艺。砷是一种类金属元素，广泛存在于岩石圈、水圈和生物圈，砷化合物均有毒性，三价砷化合物比其他砷化合物毒性更强。长期饮用高砷水会导致慢性砷中毒，对人体多种系统功能均可造成危害，并可能最终发展为皮肤癌，以及伴有膀胱、肾、肝等多种内脏癌的高发。

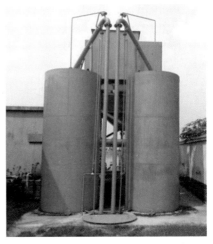

▲ 一种接触氧化法铁锰去除设备

1993 年，世界卫生组织将饮用水中砷的指标值由 50 微克／升降至 10 微克／升，随后，欧盟、日本、美国也分别将各自的饮用水砷标准定为 10 微克／升。我国《生活饮用水卫生标准》（GB 5749—2022）中已将砷标准提高到不超过 10 微克／升。

饮用水除砷，采用较多的是利用硫酸铁、明矾等的混凝沉淀技术和利用铁（氢）氧化物等的吸附技术。

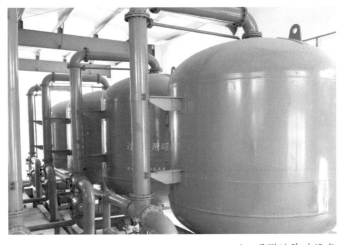

▲ 吸附法除砷设备

小贴士

为什么氟超标水被处理后会感觉口感发生了变化？

一般高氟水除了氟化物超标外，还存在高碱度、高硬度等问题，经过处理后，不仅解决了氟超标的问题，还降低了其他指标的浓度，因此对于长期饮用高氟水的人而言，会有口感上的差别。

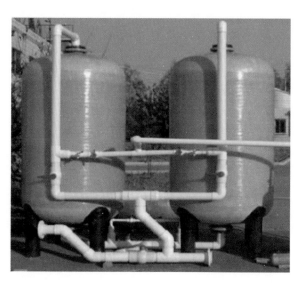

▲ 活性氧化铝除氟吸附滤罐

（3）高氟水处理工艺。我国高氟水分布广泛，除上海市外，在我国其他省（自治区、直辖市）均有不同程度的分布。饮用水中的氟对人体健康是一柄双刃剑，一定浓度范围（0.5～1.0 毫克/升）的氟化物可有效防止龋齿，但如果长期饮用氟化物浓度高的水时，会引发氟中毒，如氟斑牙、氟骨症等。《生活饮用水卫生标准》（GB 5749—2022）规定：供水规模在1000米^3/天及以上的集中供水工程的氟化物浓度不得超过1.0毫克/升；供水规模在1000米^3/天以下的集中供水工程和分散供水工程的氟化物浓度标准为1.2毫克/升。

目前应用和研究较多的饮用水除氟方法包括吸附法、反渗透膜法、混凝沉淀法和电渗析法等。对于没有合适地表水源、人口分布集中、无法搬迁的饮水型氟超标地区，充分考虑原水水质特征、供水规模、建设投资、处理成本、管理难度以及群众心理接受程度，采

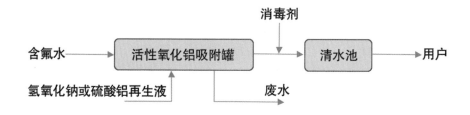

▲ 活性氧化铝吸附除氟工艺流程

取吸附、反渗透膜、电渗析等适宜除氟技术。

（4）苦咸水处理工艺。通常将含盐量为1000～2000毫克/升的饮用水称为低度苦咸水，含盐量为2000～6000毫克/升属于中度苦咸水，含盐量为6000毫克/升以上的称为高度苦咸水。低度苦咸水作为饮用水已有明显的异味和口感；中度苦咸水人畜已不能饮用，偶尔饮用也会引起身体不适。长期饮用苦咸水会导致胃肠功能紊乱，免疫力低下等，还可能会引起高血压、心血管等方面的疾病。我国农村苦咸水主要分布在华北、西北、华东等地区，其中山东、河北、河南、宁夏、新疆、甘肃等省（自治区）的饮用苦咸水问题也比较严重。

苦咸水的淡化方法很多，主要有反渗透膜法、电渗析法、蒸馏法等。在农村供水中，最常用的是反渗透膜法。

（5）高硬度水处理工艺。水中硬度的主要天然来源是沉积岩、地下渗流以及土壤冲刷中的溶解性多价态金属离子。习惯上将总硬度定义为钙、镁离子的总和。过高的钙、镁离子会使水的味道发苦，具体取决于与之结合的阴离子。水中硬度较高时会在管网中形成一定的沉淀，较低时会增加金属管道的腐蚀。

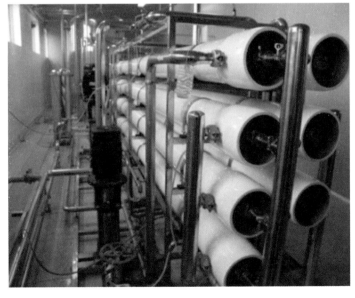

▲ 用于处理苦咸水的反渗透膜设备

硬度去除方法包括离子交换法、反渗透膜法、化学沉淀法等。在农村供水中，最常用的是离子交换法和反渗透膜法。

知识拓展

饮用水中有水垢安全么？

一般情况下，地下水烧开后有水垢表明水的硬度比较高，总硬度在标准规定限值范围以内（饮用水中总硬度限值分别为450毫克/升），不影响人体健康。

水垢的主要成分是碳酸钙和碳酸镁，钙和镁是人体必需的微量元素，烧开后的水在胃液的作用下，钙、镁离子被分解，一部分排出体外，一部分被人体吸收，作为骨骼和牙齿的"补充剂"。

为什么人可以适度饮用"硬"水？

水中的钙可一定程度上阻止有害元素的吸收。例如，有科学家通过动物试验证明，钙含量高的水能减少铅在肠道的吸收，并可增加尿铅排出量，从而减少体内铅的蓄积。铅对人体是一种有害元素，铅在人体内和胆固醇结合，会使血压增高，并增加心脏病和中风的发作机会。

另外，从营养学的观点看，硬水中的钙也是人体对钙营养需求的来源。有研究表明，饮用水中的钙呈离子状态，更易被身体吸收利用。吸收率约为60%，在食物中的钙吸收率仅为30%。由饮水供给的钙比例在 10% ~ 20% 以上。

结石与水的硬度有关吗？

结石的形成有多方面原因，但与自来水硬度无关。尿量过少是公认的泌尿系统结石发生危险因素之一，而胆结石的主要成分是胆固醇和胆红素，均与饮用水没有任何关系。

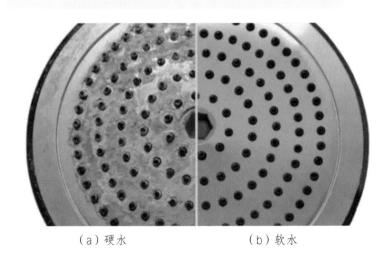

（a）硬水　　　　　　（b）软水

▲ 硬水会形成沉淀

二、饮用水消毒

天然水体中能感染人类的病原微生物主要包括细菌、病毒和原生动物等，多数来源于人及动物粪便，可引起腹泻、伤寒、痢疾和霍乱等疾病。有研究指出，人类约有80%的疾病与微生物感染有关，其中60%以上是通过饮用水传播的。

通过饮用水消毒，可杀灭天然水体中的病原微生物，防止介水传染疾病的发生和流行。最初人们采用煮沸、过滤等物理方式消毒，19世纪初，人们开始利用化学药剂杀菌消毒。从消毒技术的发展来看，氯消毒历史最悠久，使用范围最广，但随着消毒副产物问题的产生并引起关注，一些替代消毒剂和组合消毒技术逐渐得到重视并推广应用。国内外使用较为广泛的饮用水消毒技术有氯、二氧化氯、紫外线和臭氧等消毒技术。

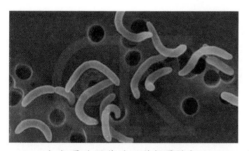

（a）霍乱弧菌（可引起霍乱）

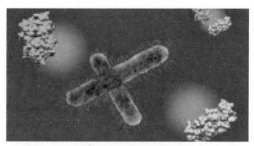

（b）福氏志贺菌（可引起痢疾）

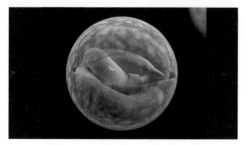

（c）隐孢子虫卵囊（可引起隐孢子虫病）

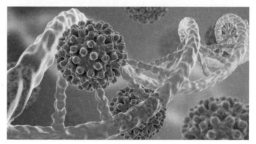

（d）肝炎病毒（可引起肝炎）

▲ 天然水体中病原微生物示例

知识拓展

生活饮用水为什么要消毒？

为消除水中细菌、病毒及原生动物胞囊等病原微生物的致病作用，防止通过饮用水传播疾病，生活饮用水必须消毒。《生活饮用水卫生标准》（GB 5749—2022）中明确规定"生活饮用水水质应符合'不应含有病原微生物'、'应经过消毒处理'等基本要求，以保证用户饮用安全"。消毒的作用包括灭活饮用水中的病原微生物，也包括控制输配水过程中微生物的再生以及抑制管壁生物膜的生长。如果不注意饮用水消毒，可能会导致肠道疾病，甚至急性传染病。

为什么提倡喝开水？

水烧开煮沸是一种最常用的消毒方法，其消毒效果可靠，一般肠道传染病的病原体和寄生虫卵经煮沸 3～5 分钟即可杀灭。因此，为预防肠道传染病的介水传播，应提倡喝开水。

但需注意，将水烧开无法解决重金属、亚硝酸盐、硝酸盐和有机污染物等问题，因此劣质水和污染水源水必须经过水处理。

虽然煮沸能有效消毒，但农村居民往往不能保证随时随地喝开水；而且使用未经消毒的水漱口、洗涤生吃的蔬菜、水果等也会导致病菌传染。由于水源保护上的疏漏，农村供水水源可能会受到来自生活垃圾及污水、禽畜养殖及粪坑微生物的污染；另外管网输配过程中，水也有受到二次污染的可能。因此，必须重视饮用水消毒。

小贴士

自来水为什么有氯味？

采用氯消毒（次氯酸钠、漂白粉等）的农村供水工程，水中会有一定的氯味。对一般人而言，自来水闻起来或喝起来不会有明显的味道。自来水中氯的含量符合国家标准要求，不会对身体产生危害。

1. 氯消毒

氯消毒主要包括采用次氯酸钠、次氯酸钙、漂白粉及漂粉精消毒，其溶解进入水体后的有效消毒成分均为次氯酸。具有强氧化性的次氯酸与菌体、病毒蛋白质等发生氧化反应实现病原微生物的灭活，从而达到消毒的目的。

次氯酸钠与 84 消毒液成分相同，使用时应注意安全。次氯酸钠溶液容易灼伤皮肤，接触时须戴橡胶手套，做好劳动保护；次氯酸钠溶液应密闭存储，放置在避光阴凉处；应做好消毒间通风。

漂白粉的有效氯含量为 25% ~ 30%，曾为我国农村小规模集中供水及分散供水应用最为广泛的一种方法。

漂粉精的主要成分是次氯酸钙，有效氯含量为 55% ~ 65%。因其使用方便，长期以来一直是被广泛使用的消毒剂。

操作人员须戴橡胶手套，有条件的可配化学安全防护眼镜、穿防腐工作服。

商品次氯酸钠消毒设备

▲ 次氯酸钠使用注意事项

2. 二氧化氯消毒

二氧化氯消毒是利用二氧化氯的强氧化性来灭活细菌、病毒等病原微生物，持续消毒效果好，且具有较强的脱色、去味及除铁、锰效果。

二氧化氯气体不易储存，一般采用二氧化氯发生器现场制备。二氧化氯发生器最常用的为复合型和高纯型二氧化氯发生器。二氧化氯及其发生器的制备原料具有强氧化性或强腐蚀性。同次氯酸钠一样，操作人员务必要注意安全，并确保不同种类的原料分别存放。

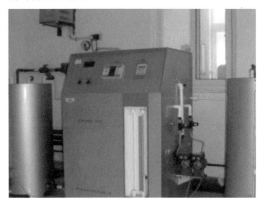

（a）复合型

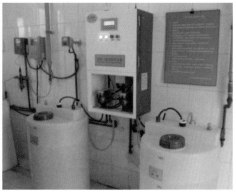

（b）高纯型

▲ 利用二氧化氯发生器现场制备二氧化氯

3. 紫外线消毒

紫外线消毒是一种物理消毒方法，利用200～280纳米紫外线光的杀菌波段对水体进行照射，使水中细菌、病毒失去生物活性，从而达到消毒的目的。农村供水工程一般采用过流压力式紫外线消毒设备进行紫外线消毒。紫外线消毒设备安装在供水主管线上，内部有一根或多根紫外灯管。在使用时，应经常查看紫外灯管是否正常工作，以保障辐照效果；不可直视紫外光源，避免刺伤眼睛。

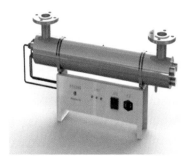

▲ 紫外线消毒设备

4. 臭氧消毒

臭氧是一种具有特殊臭味、不稳定的淡蓝色气体，具有极强的氧化能力，高于氯和二氧化氯，具有广谱杀灭微生物的作用。臭氧消毒机理是利用臭氧分解过程中生成具有极强氧化性的新生态氧（[O]）和羟基自由基（·OH）来灭活病原微生物。实际使用是将现场制备的臭氧与水充分混合形成溶液投加到水中来达到消毒的目的。臭氧一般通过电晕放电法或电解纯水法臭氧发生器现场制取。为避免臭氧对操作人员的健康造成危害和对设备造成腐蚀，所以臭氧消毒间必须保证良好的通风条件。农村供水工程主要用的是电晕放电法臭氧发生器。

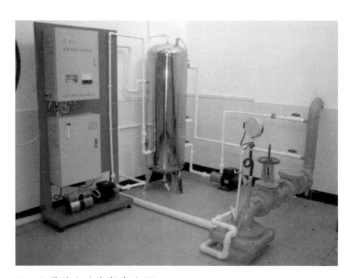

▲ 电晕放电法臭氧发生器

三、家用净水器

家用净水器是在分散供水工程用水户的家里水龙头末端进行饮水净化的装置。

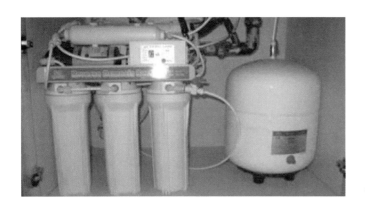

◀ 某品牌家用净水器

1. 家用净水器常见滤材类型

我国市场上出售的家用净水器品类繁多，功能各异。各种净水器采用的滤材按功能分主要有以下几种。

（1）以滤膜为主。主要有微滤膜、超滤膜、反渗透膜等。

1）微滤膜：膜孔径为 0.1 ~ 10 微米，可有效去除悬浮物、原生动物、贾第鞭毛虫、隐孢子虫等。

2）超滤膜：超滤膜孔径为 0.01 ~ 0.1 微米，可有效去除悬浮物、胶体颗粒物、大分子有机物及微生物等。

3）反渗透膜：反渗透膜对水溶液中除了氢离子、氢氧根离子外的其他无机离子的去除率高达98%。用反渗透膜生产出来的水通常称为纯净水。

（2）以离子交换为主。最常见的是软化除盐用的交换树脂，主要是用钠离子交换水中的钙、镁离子，降低水的硬度，但是水中的总矿物质量并没有降低。

（3）以吸附为主。常使用活性炭作为吸附剂，用于吸附水中的有机物、色、臭和味。在家用净水器中主要使用的是椰壳或果壳这两种含碳原料制成的活性炭。

（4）以消毒为主。最常见的是紫外线消毒，紫外线能抑制大多数的病原体，消毒过程是物理反应，无毒性、蓄积性毒性和腐蚀作用，操作简单，所需时间较短。

2. 家用净水器使用注意事项

（1）注意及时更换滤芯。净水器不同于一般的家用电器，购买后不能一劳永逸，而是需要定期清洗或更换内部滤芯。因为无论使用何种材料的滤芯，经过一段时间的工作都会吸附上许多有机物，容易成为微生物滋生的温床。在净水器滤芯使用周期上，应该严格执行定期更换的标准，规范滤芯的后期保养服务。

（2）避开阳光直射。无论何种水处理机，使用中都要注意避开阳光直接照射，因为阳光会滋生蓝藻。一定要对净水器妥善保护，如果一定要放在阳台或可能有阳光直射的地方，建议在净水器附近搭建一个遮阳的盖子或者挡板，这样会起到防藻功效。

（3）避开热源。净水器如靠热水器太近，长期烘烤，会影响塑料部件的寿命。

◎ 第四节 水质检测与监测

农村供水工程的水质状况直接关系到农村居民的饮用水安全和身体健康，需及时、准确掌握水质检测和监测资料，以便采取适当措施。农村供水工程的水质检测能力及水平通常与工程所在地区的经济条件、重视程度、供水规模、运行管理水平和用水户需求等密切相关。一般位于经济发达地区、供水规模大、覆盖人口多、由县级农村供水总站(公司)直管的农村供水工程，水质检测设备通常较为完备，水质检验人员技术能力较强。此外，水利部门县级水质检测中心和卫健部门疾控中心每年也对农村供水工程进行水质监测。

一、千吨万人供水工程水质化验室自检

《村镇供水工程技术规范》（SL 310—2019）规定千吨万人供水工程，需要建立水质化验室，配

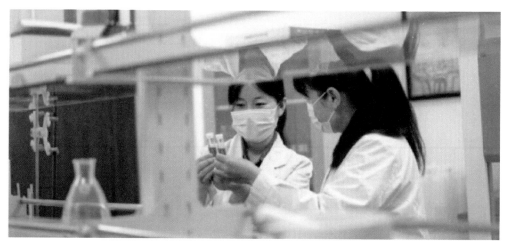

▲ 水质化验员在进行水质检测

备检测人员和检测设备，建立水质检测制度，对水源水、出厂水和末梢水进行水质检测。水质检测主要集中在感官性状和一般化学指标方面，如色度、浑浊度、臭和味、肉眼可见物、pH、溶解性固体、总硬度、高锰酸盐指数和菌落总数等。

二、县级水质检测中心巡检

为了提升农村供水水质安全保障水平，我国于2013年开始分期分批建设县级水质检测中心，截至2020年，全国共建成县级农村饮水安全水质检测中心2100多个。县级水质检测中心的主要任务是对本区域内规模较大的集中式供水工程开展水源水、出厂水、末梢水水质检测，对区域内规模较小的集中供水工程和分散供水工程进行水质巡检，为供水单位和农村饮水安全专管机构提供技术支撑，保障供水水质安全。

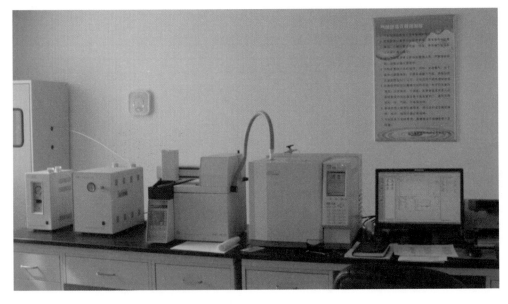

▲ 县级水质检测中心的水质检测仪器设备

三、卫生部门水质监测

农村供水卫生安全监督的行业主管部门是国家卫生与健康委员会（简称"国家卫健委"），具体的水质监测由各级卫生行政主管部门执行，《生活饮用水卫生标准》（GB 5749—2022）规定："各级卫生行政部门应根据实际需要定期对各类供水单位的供水水质进行卫生监督、监测。卫生监督的水质检测范围、项目、频率由当地市级以上卫生行政部门确定。"生活饮用水卫生监测分为定期监测和影响水质的突发性公共事件检测（包括事故性监测）。

定期水质监测是国家卫健委相关部门依据国家相应标准和管理办法，在供水行业内部监测的基础上，对其辖区内饮用水供水单位的取水、制水、供水全过程进行的一种抽查性监测。主要是通过建立水质监测网络，定期对区域内供水单位的水源水、出厂水、末梢水和二次供水进行分类、分系统监测，观察这些水尤其是居民实际用水的各项指标是否符合国家生活饮用水卫生标准所规定的限值，并以此为依据评估饮用水的质量，防止介水疾病的发生，

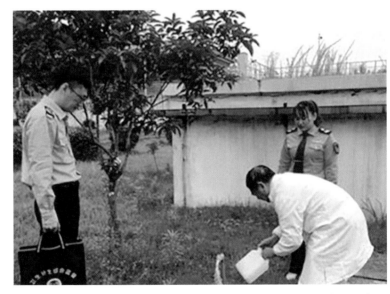

▲ 国家卫健委相关部门在现场采集水样（引自：中国江西新闻网，江西手机报）

小贴士

自来水是怎样输送到千家万户的?

水源水经过必要的净化消毒后,通过加压泵或者重力自流方式进入配水管网输送到千家万户,并保证一定的供水水压。用水户水龙头压力过大时,会在配水管网上增加减压措施。

小贴士

自来水为什么有时会出现白色气泡?

有时水龙头放出来的水呈乳白色,这是因为自来水管道中有压力,空气溶解在水中,放水时就与自来水一起释放出来,形成微小的气泡。当把水放置一会儿后,这些气泡就会自行消失,不影响正常使用。

保障人体健康。

目前,国家卫健委相关部门的集中式供水监测一年分枯水期和丰水期检测两次,每次采集出厂水、末梢水水样各一份,当发生影响水质的突发事件时,对受影响的供水单位增加检测频次;分散式供水监测点在丰水期采集农户家中储水器水样一份。水质检测结果按照《生活饮用水卫生标准》(GB 5749—2022)进行评价。

◎ 第五节 饮用水安全输送

农村供水工程中水从水源输送到水厂,再由水厂配送到千家万户,是通过输配水管道输送的。

一、常见的供水管道材料

供水管道材料的选择对管道工程质量、管网水质稳定性、水量漏损率、运行管理的经济性等有着一定影响,因此,应慎重选择管道材质。目前广泛应用于农村供水领域的管材从材料上分为非金属和金属两大类。此外,还有少量的复合管道和玻璃钢夹砂管(GRP)等。

非金属类管道有塑料管和混凝土管两类。塑料管在农村供水工程中应用广泛,用于室外的材料主要有硬聚氯乙烯管(PVC-U)和聚乙烯管(PE)等,用于室内冷水输送的材料有硬聚氯乙烯管(PVC-U)、

聚乙烯管（PE）、聚丙烯管（PP）等。混凝土管
包括预应力钢筋混凝土管、预应力钢筒混凝土管
（PCCP）等。

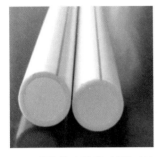
▲ 硬聚氯乙烯管（PVC-U）

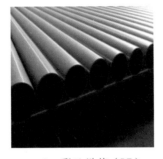
▲ 聚乙烯管（PE）

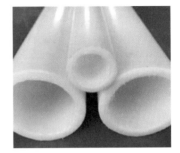
▲ 聚丙烯管（PP）

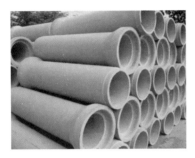
▲ 预应力钢筋混凝土管

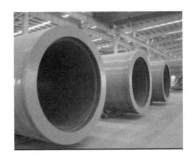
▲ 预应力钢筒混凝土管（PCCP）

　　金属类管道有球墨铸铁管和钢管。球墨铸铁管
具有较好的韧性、耐腐蚀、抗氧化、耐高压等特性，
在城市供水和规模较大的农村供水工程中应用广
泛。钢管易受腐蚀，需作防腐处理，同时，严禁采
用冷镀锌钢管。

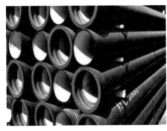
▲ 球墨铸铁管

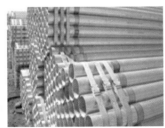
▲ 热镀锌钢管

小贴士

长期停用自来水后再复用时水质异常怎么办？

　　用水户长期停用自来水后，会因管道中的自来水不流动和交换而形成盲管。时间过长，积存在盲管中的自来水将出现异色异味和杂质等。对于自来水长期停用后再复用的用水户，应先打开龙头排放，待自来水由浊变清且无色无味后再用。

知识拓展

供水管网是如何维护的？

供水管网的维护主要包括管道巡查、管道检修、清洗等。

（1）供水管理单位会定期巡查供水管线，管道发生漏损及时维修。

（2）如果供水管道发生爆管，需及时抢修。

（3）定期主动检测暗漏。暗漏是最常见的漏损形式，指水管中的水以较小的流量流失，不易被发现。

（4）对于由管网二次污染造成的水质变差，如黄水，需对供水管道进行冲洗或更换。

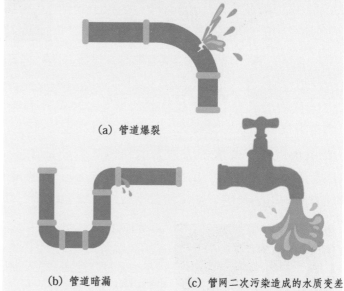

（a）管道爆裂

（b）管道暗漏　　　　（c）管网二次污染造成的水质变差

▲ 供水管网的维护

二、供水管道敷设的要求

在敷设农村供水管道,一般应有以下几方面要求。

(1)除岩石地基区和山区无防冻要求外,一般地区输配水管网应埋设地下。

(2)除覆盖层很浅或基岩出露的地区可浅沟埋设外,一般地区输配水管网应按设计深度埋设。

(3)管道埋深应根据冰冻情况、外部荷载、土壤地基、与其他管道交叉等因素确定。①在非冰冻地区,在松散岩层中,管顶覆土深度一般不应小于0.7米;在基岩风化层上埋设时,管顶覆土深度不应小于0.5米。②冰冻地区,管顶最小覆土深度应位于土壤冰冻线以下0.15米。③管道穿越农田、道路或沿道路敷设时,管顶覆土深度不宜小于1.0米,特别是塑料管道。

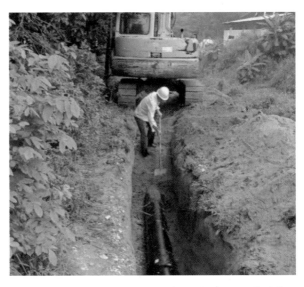

▲ 农村供水工程主管道敷设

小贴士

管道漏水的特征是什么?

在管线上方或周边路面有积水或湿印痕迹,局部路面下陷,冬季局部路面积雪融化较早等现象。

此外,供水管道的敷设还要按照相关标准规定处理好与其他设施的关系,例如与污水管交叉时的处理,与建(构)筑物、铁路或其他管道的水平净距处理,与铁路、高等级公路、输油管道等重要设施交叉时,应取得相关行业管理部门的同意并按有关规定执行等。

三、管道冬季如何防冻

进入冬季,当气温降到0℃以下时水就开始结冰。水在结冰的过程中,体积会膨胀,导致供水管

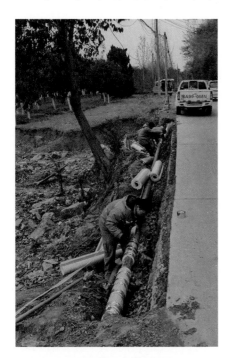

▲ 室外管道用棉织物防冻保温

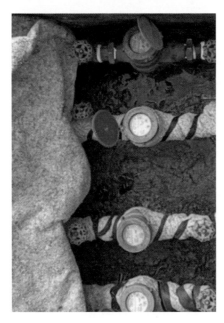

▲ 在严寒天气前对供水管道
进行保温包扎

道冻裂。特别是裸露的水管、未安装在冻土层以下的水表、阀门等，特别容易因为存水被冻裂破坏，一旦冻坏不但影响正常供水，而且需要花费资金重新更换，所以要重视供水管道、水龙头等的防冻保暖。

1.自来水管防冻措施

（1）室外管道防冻。不用水时，关闭阀门，排空室外管道余水。可用PVC管、木箱等装填锯末保温，也可用棉织物进行缠裹保温。

（2）井内水表等防冻。保证井内设施埋深足够，在冻土层以下；可在井内装填麦草袋、废旧地膜等加强保温；也可在井盖上覆盖塑料布等材料保温。

（3）室内供水设施防冻。尽量保证室内温度高于0℃，无法保证温度时关闭阀门，排尽管道余水；也可打开一点水龙头让水保持流动，或者经常打开水龙头接水。

（4）主动加热。在水管外包覆电阻丝加热，这种措施成本较高，一般极少采用。

2.自来水管解冻应急措施

水管一旦冰冻，应先判断冰冻位置。水龙头冻住应立即用热毛巾裹在水龙头上，然后浇不超过60℃的温水；水管冻住应沿水龙头慢慢向管道浇淋使管道解冻；若浇至水表处，仍不见有水流出，则用热毛巾

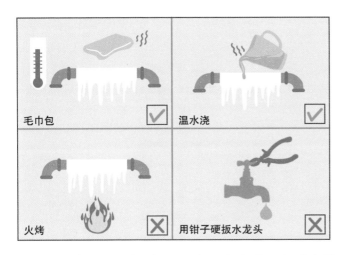

◀ 自来水管解冻应急
措施注意事项

包在水表上，用不超过 30℃ 的温水浇淋。切忌直接
用开水烫，以免引起水管爆裂，也不要使劲拧，更
不要用钳子等工具硬扳。

◎ 第六节 农村供水自动化

　　农村供水自动化技术作为农村供水现代化的重
要组成部分，是提高农村供水工程管理和现代化水
平的重要举措之一，不仅是农村供水向更高层次发
展的重要内容，也是重要的促进手段。

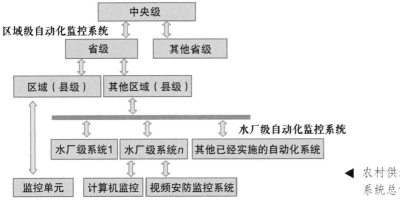

◀ 农村供水自动化管理
系统总体框架

79

一、农村供水自动化监控系统的作用

自动化监控系统是农村供水信息化技术的主要内容。从系统管理层级方面而言，自动化监控系统可以分为区域级和水厂级两大类。

1.区域级自动化监控系统

区域级自动化监控系统通常为县级农村供水信息监管系统，且能与全国农村供水信息管理系统相融合，体现包容性和实用性。

县级农村供水信息监管系统包括水厂级自动化监控系统和供水信息管理系统两部分。以现有已实施水厂级自动化监控系统为基础，在县级汇总多个水厂自动化监控系统的实时数据；同时对县域内未实施自动化监控的水厂，通过静态数据的录入和及时更新，实现信息管理功能。信息管理系统通常只作数据收集，包括：信息采集与处理、报表打印、信息发布、智能查询、系统维护管理及其他办公自动化功能。

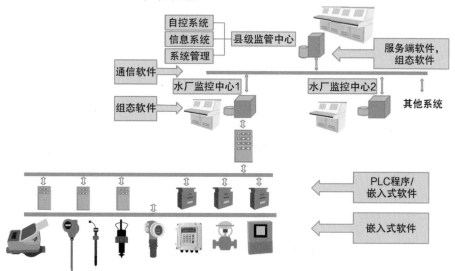

▲ 农村供水区域级自动化监控系统组成示意图

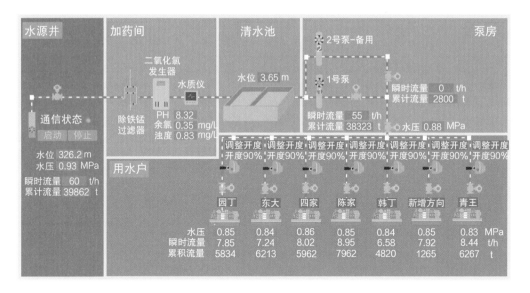

▲ 辽宁省盘锦市盘山县陈
家水厂自动化监控系统

2. 水厂级自动化监控系统

水厂级自动化监控系统主要由电气自动化控制
系统和计算机监控系统两部分组成。电气自动化控
制系统主要包括：电源配电柜、取水泵控制柜、变
频控制柜、供水泵（含加压泵）启动柜、PLC控制柜、
计算机通信柜等。这些设备通过特定的通信方式与
监控中心计算机系统进行通信，并通过专用组态软
件进行供水关键参数、设备设施运行状态的监控和
主要设备的联动启停、药剂变量投加及水源调度等
监控。计算机监控系统主要包括：水源监控、水厂
监控、管网监控、水厂（运行）管理、视频安防监
控等。

二、农村供水工程的视频安防监控系统

视频安防监控系统可作为一个独立系统存在，
但它属于水厂自动化监控系统的一部分。通过在水
厂关键位置安装摄像机、云台等，在供水覆盖范围

内建立视频安防监控系统，视频能实时传输达到本地水厂的监控中心或中控室，确保水厂运行安全。

视频安防监控系统主要由室外监控前端、传输电缆和视频监控中心构成。室外监控前端包括室外云台、摄像机、解码器等，主要完成视频图像的采集；视频信号、云台控制信号通过传输线缆与视频监控中心连接。视频监控中心可以遥控云台，调节摄像头的角度以及监控更大的区域范围。主要包括硬盘录像机、显示器等，可对室外监控前端传送的模拟或数字视频信号进行压缩处理和存储，同时将对云台的控制信号转变为数字信号,遥控云台动作。

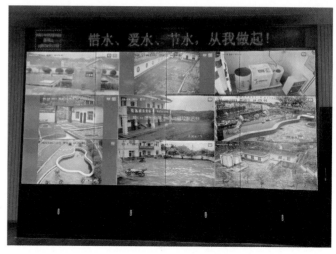

▲ 陕西省安康市汉阴县月河水厂视频安防监控系统

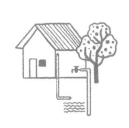

第五章 农村供水工程运行管理长效机制

随着农村供水工程体系全面建成，农村供水工作的重心转向运行管理，亟须通过不断改革创新、总结经验，提高工程管理水平，逐步建立起符合农村供水工程特点的长效运行机制和管理体制。

◎ 第一节 农村供水工程管理模式

全国各地在实践中探索了多种农村供水工程管理模式，可以分为行业主管部门组建专业机构管理、乡镇水管站管理、村集体组织管理、企业管理四大类。

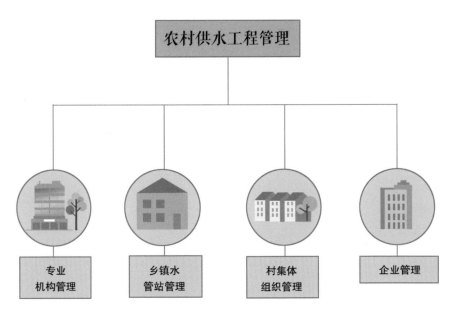

▲ 农村供水工程管理的四类模式

1.行业主管部门组建专业机构管理

行业主管部门组建专业机构管理的模式专业化管理水平高，管理相对规范，在规模较大的联村或乡镇供水工程管理中比较普遍。专业机构管理农村供水工程也是未来农村供水工程运行管理的发展方向。

2.乡镇水管站管理

乡镇水管站管理农村供水工程，有利于充分发挥基层水管站的技术优势和人才优势，在中西部地区跨村或乡镇供水工程中较多由乡镇水管站与受益村签订合同，明确管理权责，落实管理责任，建立用水户参与的机制。

3.村集体组织管理

单村供水工程多采用村委会集体管理，是中西部地区最常见的管理形式。东部地区一些集体经济实力较强，而供水工程财务效益却相对较差的村庄也多采用这种方式。

村集体组织管理模式由村民委员会行使业主权力，具体经营维护管理方式由村民委员会领导班子或村民代表会决定，常用的经营维护管理方式主要有：指派专人管理如管水员等，村民委员会收取水费并付给管理者报酬；指定承包人或通过竞争产生承包人，由承包人（组）管理。承包人向用水户收取水费，向村民委员会上缴承包费，扣除电费、日常维护费后的所得为经营者收益。

村集体组织管理供水工程的关键在村集体领导班子的素质能力、村民参与程度以及制度的落实情况。一些地方由于村级领导班子换届，改变管理方

小贴士

**为什么要设置
农村供水管水员？**

农村供水工程为广大农村居民提供生活饮水，以及改厕、洗浴、环境卫生和乡村旅游等用水。农村供水工程要保护好水源、维修管护好供水设施，需要专人管理才能保证供水工程正常和安全运行，所以必须要设置管水员，以确保群众喝上稳定水、干净水和放心水。

管水员主要对单村供水工程等小型农村供水工程或村内供水设施进行管理维护。重点包括水源巡查、设施设备日常管护及简易维修、水费收缴，按有关规定做好供水突发事件处理等。

式和管理者，造成工程管理混乱。

4. 企业管理

企业管理农村供水工程的方式适用于规模较大、设施权责比较清晰的工程。一般来说，企业经营方式比较灵活，容易控制供水成本，权责比较明确、清晰，效率高，但如果缺乏行业监管，则可能出现用水户权益无法保障的问题。

◎ 第二节 农村供水工程管理规章制度

近年来，水利部从农村供水工程建设、运行管理和行业监管等方面发布了一系列文件，以促进农村供水工程长效运行，推进农村供水高质量发展。

北京市房山区农村饮水安全工程
管理信息公示牌

供水单位基本情况			
供水工程名称：琉璃河中心水厂		供水水源类型：地下水	设计日供水能力（立方米/日）：1万
供水范围：琉璃河二街村、李庄村、金果林小区等		供水水价（元/方）：小区居民：3.64元；商业：6元	
供水人口（人）：约0.5万人		维修联系人：姜跃华	维修联系人电话：13501297009
具体责任信息			
主体责任单位：房山区人民政府	行业监管责任单位：房山区水务局	运行管理责任单位：北京江河京威水务有限公司	直接责任单位：琉璃河镇人民政府
责任人：王永年	责任人：张海生	责任人：莫余诚	责任人：王大勇
责任人职务：房山区副区长	责任人职务：房山区水务局局长	责任人职务：总经理	责任人职务：副镇长
联系电话：89350012	联系电话：80365901	联系电话：18601258790	联系电话：61393698
职责：负责本区农村饮水安全工作的组织领导、人财物的制度保障，工程建设及运行管理的经费落实，明确部门管理的职责分工。	职责：指导、监管农村饮水工程建设的工程质量和水厂供水水质、规范化运行、设施养护等工作。	职责：负责提供符合水质、水量要求的供水服务，保障正常供水，做好水源巡查、工程运行管理、水质检测、水费计收和维修养护工作。	职责：负责本乡镇农村饮水安全工作的组织领导、制度保障，建立管理机构，明确管护人员和队伍，落实工程运行维护管理经费。

北京市房山区水务局

▲ 农村供水工程"三个责任"公示牌

2019 年 1 月，水利部发布了《关于建立农村饮水安全管理责任体系的通知》（水农〔2019〕2 号）等文件明确，农村饮水安全实行"省负总责、市（县）抓落实"的工作机制；全面落实地方人民政府的主体责任、水行政主管部门的行业监管责任、供水单位的运行管理责任等"三个责任"；农村供水工程产权所有者是工程的管护主体，应建立健全管护制度，落实管护责任，确保工程正常运行；健全完善县级农村饮水工程运行管理机构、运行管理办法和运行管理经费等"三项制度"；因地制宜采取农村供水管理总站、供水公司等形式，城乡一体化供水工程、规模化工程要按照现代企业制度建立供水工程，实行企业化运营和专业化管理，千吨万人以下供水工程，实行专业化公司、用水户协会、村集体或委托专人管理等模式；强化水源保护和水质保障，可依托较大规模供水工程、管理机构、卫健委疾控部门等水质检测能力，建设和完善县级或区域水质检测中心；加强对农村供水工程运行管护和水质保障工作的监督检查。不断提高工程的精细化、专业化、规范化管理水平，持续提升广大人民群众的获得感、幸福感和安全感。

2019 年 5 月，水利部发布了《关于推进农村供水工程规范化建设的指导意见》（水农〔2019〕150 号），提出从水源保护和取水工程建设、净化消毒设施设备配套、输配水管网敷设、安全防护措施、计量和监控措施等方面，进一步规范农村供水工程建设，提高工程建设质量，确保建一处、成一处、发挥效益一处。

2019 年 9 月，水利部发布了《村镇供水工程技术规范》（SL 310—2019），对《村镇供水工程技术规范》（SL 310—2004）进行了修订，规定了我国农村供水工程的规划、设计、施工验收和运行管理等方面内容，以提高工程建设质量和管理水平，充分发挥工程效益，保障工程供水安全。

2022 年 8 月，水利部等四部门联合发布了《关于加快推进农村规模化供水工程建设的通知》（办农水〔2022〕247 号）要求通过优化区域工程布局，不断推进水源工程建设，加快建设农村规模化供水工程，提升农村供水保障水平，实现农村供水高质量发展。

2022 年 11 月，水利部发布了《关于推进农村供水工程标准化管理的通知》（办农水〔2022〕307 号），提出按照中国式现代化的要求，以设施良好、管理规范、供水达标、水价合理、运行可靠为着力点，提升农村供水专业化信息化管理水平，完善农村供水标准化管理体系，保障工程安全、稳定、长效运行。

全国大部分省份制定了农村供水相关的地方性法规或管理办法。如陕西省人大常委会颁布了《陕西省城乡供水用水条例》，从法律上将城乡供水和用水纳入了一体化管理。山东省人民政府发布了《山东省农村公共供水管理办法》，对农村公共供水的规划与建设、供水管理、用水管理、供水安全等作出了具体规定。北京市、浙江省、福建省、四川省等制定发布了农村供水工程运行管理相关地方标准，进一步细化了当地农村供水工程的运行管理方面的要求。

在供水工程管理单位的制度建设方面，北京市制定了供水工程"三证三卡五公开"的管理制度。

"三证"是办理取水许可证、卫生许可证和管水人员健康证;"三卡"是填写工程管理卡、水质管理卡、运行管理卡,用于记录供水工程的管理责任主体、主要工程设施及日常运行情况;"五公开"是水厂管理责任人公开、水价公开、水费收缴及使用公开、水质监督热线公开、维修热线公开。

◎ 第三节 供水单位和用水户的权利和义务

一、供水单位的权利和义务

1. 供水单位的权利

(1)监督用水户按照规定的用水量、用水性质、用水时间、范围用水。

(2)用水户逾期不缴纳水费,供水单位有权督促用水户缴纳水费。

(3)生活范围内有消防设施的,用水户擅自开封启动内部消防设施,供水单位有权按有关规章处置。

(4)用水户因搬迁或其他原因不再使用计费水表和供水设施,又没有办理过户手续的,供水单位有权拆除其计费水表和供水设施。

(5)因用水户表井占压、损坏及用水户责任等原因不能抄验水表时,供水单位可根据用水户前3～6个月最高月用水量估算本期水量水费。

2. 供水单位的义务

(1)应当按照规定供水。供水单位应当按照

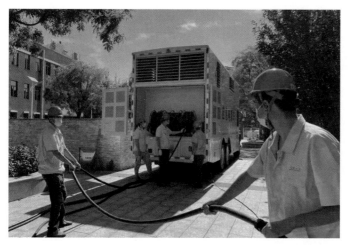

▲ 应急供水设备

工程设计的水压标准，保持不间断供水或者按照供水合同分时段供水。因工程施工、设备维修等确需暂停供水的，应提前24小时告知用水单位和个人。暂停供水时间超过24小时的，供水单位应采取应急供水措施。

（2）设立供水服务电话。供水单位应设立24小时供水服务电话，且服务渠道应保持畅通。用水户反映的供水水质、管理人员服务态度、服务质量等问题，供水单位应及时处理。遇有供水管道及附属设施损坏等供用水设施维修问题，供水单位应及时进入现场抢修。

（3）信息公开。应对用水户公开管理单位责任人、收费标准及结算方式、停水信息、服务电话、

小贴士

为什么农村供水工程建设和管理要推行用水户全过程参与？

农村居民是农村供水工程的使用者、受益者。在农村供水工程建设管理中，政府的作用主要是引导、技术服务、资金扶持，工程建设与管理的真正主人是全体用水户。只有让用水户全过程参与，即在立项申请、施工质量监督、竣工验收及运行管理等各个环节都有用水户代表参与，才能实现工程项目决策正确、方案切合实际、工程建设质量优良、建成的工程管护责任明晰，充分发挥其效益。

竣工验收　　质量监督

运行管理　　立项申请

全过程参与
一个也不能少

▲ 用水户全程参与

服务办理流程等信息。如供水单位需要变更抄验水表的收费周期时，应提前一个月通知用水户。

（4）对用水户提出的水表计量不准，供水单位负责复核和校对。对水表因自然损坏造成的表停、表坏，供水单位应当无偿更换，供水单位可根据用水户前 3 ~ 6 个月平均用水量估算本期水量水费，由于供水单位抄错表、计费水表计量不准等原因多收的水费，应予以退还。

二、用水户的权利和义务

1. 用水户的权利

（1）监督供水单位按照规定的水压、水质向用水户供水。

（2）有权要求供水单位按照国家的规定对计费水表进行周期检定。

（3）有权向供水单位提出进行计费水表复核和校验。

（4）有权对供水单位收缴的水费及确定的水价申请复核。

（5）有权获得及时的设施设备维修等供水服务。

2. 用水户的义务

（1）必要时筹集入户管网和水龙头等材料费用。

（2）应当按照规定按期向供水单位交水费。

（3）参与水源保护和保护村内管网设施等。如保证计费水表、表井（箱）及附属设施完好。生活范围内有消防设施的，应保证消防专用监视水表

小贴士

如何养成良好的用水习惯？

（1）长时间没用自来水，要先放空管中的"死水"。如早上起床后，一定要拧开水龙头先放放水，再饮用。连续几天没用水后，也拧开水龙头放空管道中积存时间较长的"死水"。

（2）定期清洁水缸和取水周围环境。定期清洗水缸或储水池中的污泥。保持取水周围环境干净整洁。

（3）圈养牲口，远离水龙头。牲畜及其粪便中携带大量病菌，防止其对水龙头造成污染。

小贴士

用水户怎样参与工程决策？

就是否需要兴建农村供水工程，应首先让广大用水户充分发表意见，汇总多数人的意见后，提供给政府有关部门，供决策时考虑。在编制区域发展规划和工程建设规划时，应充分听取当地农村居民意见，尊重他们的意愿。在制订实施方案时，应召开用水户会议或用水户代表会议，听取他们对设计方案、施工方案、集资投劳方案、工程建成后的管理体制、水价核定和水费计收方式等的看法和意见。

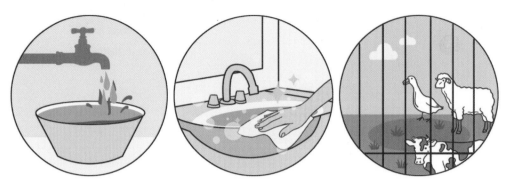

（1）长时间没用自来水，要先放空水管中的"死水"。

（2）定期清洁水缸，和取水周围环境。

（3）圈养牲口，远离水龙头。

▲ 养成良好的用水习惯

内的水管及附属设施的完好。配合供水单位对消防设施的检验，配合供水单位抄验水表或者协助做好水表等设施的更换、维修工作。

（4）生活范围内有消防设施的，除发生火灾等特殊原因，用水户不得擅自开封启动消防专用管（消火栓）。需要试验内部消防设施的，应当通知供水单位派人启封。发生火灾时，用水户可以自行启动使用，灭火后应及时通知供水单位重新铅封。

（5）不得私自向其他用水户转供水；不得擅自向约定范围外供水。

◎ 第四节 农村供水工程收水费的意义

一、农村集中供水工程水价的制定

农村集中供水工程的水费计收应遵循补偿成本、合理收费、公平负担的原则，并考虑用水户的承受能力，向用水户收取。对于水费征收不足以满足成本的,通过补贴等形式给予解决。不同供水规模、不同管理方式的农村供水工程,定价方式也不尽相同。

(1)乡镇水厂和城市供水管网延伸工程供水水价,一般执行政府指导价,由当地价格主管部门审批。

(2)单(联)村供水工程可参照当地政府或有关主管部门提出的区域指导水价或实际发生的供水成本,结合工程的实际情况,通过村委会、管水组织和用水户代表等协商确定水费计收标准,按照协会章程或村民"一事一议"议定。

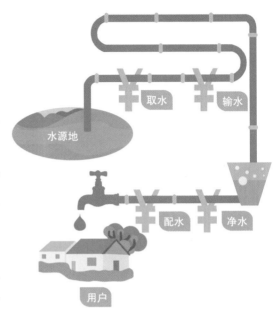

▲ 水费用于维持工程收支平衡和正常运行

二、农村集中供水工程的水价类型

农村供水工程的水价类型主要包括四种。

(1)单一制计量水价,即按方收费。农村供水工程单一制计量水价一般在 1 ~ 3 元 / 米³,个别地区由于水资源匮乏,供水成本较高,水价超过 5 元 / 米³。

(2)两部制水价,即基本水价 + 计量水价。指当用水户用水量未超过基本水量时,收费为固定值;用水量超过基本水量时,超出部分按计量水量计收水费。如安徽省砀山县对年用水量 30 米³ 以下的用水户,实行年容量水价,容量水价为 50 元 /(年·户),每年用水量超过 30 米³ 的用户,超出部分按 2 元 / 米³ 加收水费。

(3)固定水价,即按户 / 人、月 / 年定价。如青海省部分地区农村供水工程未安装入户水表,

小贴士

农村供水的成本包括哪些?

《农村集中供水工程供水成本测算导则》(T/JSGS 001—2020)规定供水成本包括生产成本和费用两部分。其中生产成本由原水费、原材料费、动力费、职工薪酬、日常维护费、废水和污泥处理费、水质检测费、大修费、固定资产折旧费和其他生产成本构成;费用包括管理和销售费用,及财务费用等。

95

节水有哪些小窍门？

（1）厨房用水：清洗蔬菜时，将自来水接到盛水容器中清洗，摘完菜和削完皮后再清洗。洗碗时先擦掉油污，再用水清洗。

（2）个人清洁：洗手、洗脸、刷牙、洗澡时不要将水龙头始终打开，应间断性放水；采取淋浴，而不是盆浴；热水器预热时放出的清水可以收集起来，用于拖地、洗衣或冲厕。

（3）洗衣：选择节水型洗衣机；集中清洗衣服，减少洗衣次数；添加洗衣粉、洗涤剂要适量，洗后的水，可用来冲厕。

（4）冲厕用水：使用淘米水、洗菜水、衣服漂洗水等冲厕。

水价按 80 ~ 120 元 / （年·户）收取。

（4）阶梯水价。不同用水量范围的水价不一样，可分为用水量越大、水价越高或用水量越大、水价越低两种形式。如北京市使用城市供水管网延伸供水的农村居民与城市居民实行一样的 5 元 / 米^3、7 元 / 米^3、9 元 / 米^3 阶梯水价，年用水量越大，水价越高。

三、农村供水工程收水费的好处

（1）有利于大家养成节约用水的习惯。通过收取水费，尤其是计量收费，可以培养老百姓节约用水的意识，减少因为用水不花钱而"长流水"的现象，这样可以避免高程较低的用水户浇菜园子、施工用水等影响高程较高用户的用水。

（2）保障工程长效运行，为用水户提供保质保量的服务。农村供水设施日常运行和维护，需要人力、物力投入，才能保证工程正常供水，通过收取水费筹集工程维修养护经费，可以有效地保障供水工程长期有效的正常运行，让农村的老百姓享受到与城市居民一样水平的自来水，为用水户提供优质的供水服务。

（3）提高用水户参与度。通过收水费，可以增强广大的老百姓监督供水服务的意识，强化用水户监督供水服务的权利，倒逼供水单位做好运行管护服务，不断提高供水保障水平。

◎ 第五节 农村供水实行用水计量的意义

一、农村供水为什么实行计量收费

（1）保障水费收取的公平性。计量收费是由水厂的专职收费员或村管水员定期（按月或者按季度等）入户抄表计量收费，开具当地有关主管部门统一印制的收费收据，收取的水费按时上缴水厂财务部门。现在也有较先进的可实现远程实时传输的电子水表，可通过网络平台进行查询水费和缴费，既可以节省抄表成本，也可大大提高农户用水体验。计量收费根据用水户的用水量来计算水费。用水多就多缴费，用水少就少缴费，避免了不收水费或固定缴费情况下，部分用水户浪费水的问题。

（2）保证用水户的切身利益。计量收费只根据用水量的多少来收取费用，在用水户出远门或者长期在外打工的情况下，未用水就不收取水费，不会出现用不用都一样要缴纳水费的情形，且在用水户逢年过节回家的时候可以打开水龙头就能出水，切实地保证用水户的利益。

（3）促进节约用水。可以促进节约用水，通过用多少水收多少费用来让用水户认识到水不是"用之不尽，取之不竭"的，增强节约用水、珍惜水资源的意识。避免敞开用，不收费就不珍惜的现象。

二、为什么推行基本水价＋计量水价

根据水利部、国家发展改革委、财政部、国家

97

卫生计生委、环境保护部联合印发的《关于进一步加强农村饮水安全工作的通知》（水农〔2015〕252号）要求，在计量设备完善、供水规模利用率较低的地区和工程推行"基本水价+计量水价"制度。

通过收取用水户基本水量内用水的一定费用，来保障农村供水工程基本运行经费。如部分村庄用水户长期在外务工，仅节假日用水，用水量很少，导致水费收入难以弥补工程正常运行费用。

三、常见的用水户计量水表种类

1. 机械式水表

机械式水表是通过水流动时产生的动力将水表内的齿轮带动，而水表表面指针在齿轮的带动下旋转，从而显示用水量。

（1）优点：价格低廉，安装简易，计量相对准确，使用范围广。

（2）缺点：抄表不便，水表长时间使用容易出现计量不精准的情况。

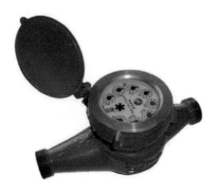

机械式水表 ▶

2.IC 卡智能水表

IC 卡智能水表是一种利用现代微电子技术、现代传感技术、智能 IC 卡技术对用水量进行计量并进行用水数据传递及结算交易的新型水表。

（1）优点：可实现预存水费，减少抄表人员工作量。

（2）缺点：安装环境要求高、成本高，不能动态观察用水户的用水情况。

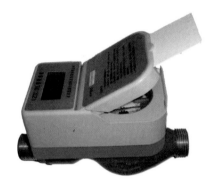

◀ IC 卡智能水表

3. 远传水表

远传水表是普通机械水表加上电子采集发信模块而组成，电子模块完成信号采集、数据处理、存储并将数据通过通信线路上传给中继器或手持式抄表器。远传水表分为有线远传水表和无线远传水表两类。

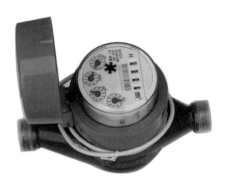

◀ 有线远传水表

99

（1）有线远传水表的优点是有线通信和供电，稳定可靠，不需要考虑电量不足问题，成本低，可实时监控用水信息；缺点是安装需要布线施工，施工难度较大。

（2）无线远传水表的优点是可实时监控用水户的用水情况，各部分通信采用无线传输，不存在施工难度等问题；缺点是信号穿透性略差，无法安装于地井中，分散安装成本较高。

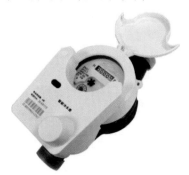

无线远传水表 ▶

4. NB-IoT 物联网水表

NB-IoT 物联网水表是基于新一代 NB-IoT 蜂窝移动窄带物联网技术的远传水表系统。

（1）优点：每个水表相互独立，无需任何中继设备及外接供电设备，穿透性强。

（2）缺点：不能实时通信，仅可在开窗期进行数据传输，成本高。

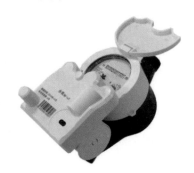

NB-IoT 物联网水表 ▶

四、水表维护包括哪些内容

水表应定期检查，定期检查内容包括以下几方面。

（1）检查水表运行是否正常。

（2）检查水表各部接头有无渗漏，有渗漏的应立即处理。

（3）检查水表玻璃处表面是否清洁，是否需要清洁擦拭，以使其不妨碍正常读数。

（4）检查室外安装的水表防护是否到位，是否有防冻、防水措施。

（5）检查智能化远传是否可靠。智能化的远传水表或预付费水表应结合其管理系统所提供的异常用水数据情况，检查是否由水表引起，确定水表有无受到人为破坏或是否需要修理。

五、水表读数不准该怎么办

遇到水表读数不准时，首先应关闭表前阀门、避免水量损失，然后及时通知供水单位维修或更换水表。

（1）水表维修。由于水表自身故障导致的水表不准，但通过维修可使用的，可对水表进行维修。

（2）水表换新。水表已达到使用寿命或维修后无法使用的，需要及时更换新的水表。

（3）水表计量纠纷处理（水表计量故障）。当月用水量可按照正常用水期3～6个月平均值计算。

◎ 第六节 农村供水群众监督

为畅通群众监督举报渠道，提高农村饮水监管水平，及时发现和解决农村饮水工程建设、运行管理和供水服务方面的问题，水利部设立了农村饮水监督举报电话12314，各省（自治区、直辖市）、市、县分级设立农村饮水安全监督电话。

序号	省（自治区、直辖市）	监督电话
1	北京	010-86627224
2	天津	022-12345
3	河北	0311-85185959
4	山西	0351-4666239
5	内蒙古	0471-5259856
6	辽宁	024-62181968
7	吉林	0431-84994499
8	黑龙江	0451-82621296
9	江苏	025-86338145
10	浙江	0571-87826682
11	安徽	0551-62128452
12	福建	0591-83709652
13	江西	0791-88825522
14	山东	0531-55800116
15	河南	0371-69151982 /67917819
16	湖北	027-87221911/87221900
17	湖南	0731-85483924

续表

序号	省（自治区、直辖市）	监督电话
18	广东	020-12345
19	广西	0771-2185903
20	海南	0898-65786183
21	重庆	023-89079227 /88759030
22	四川	028-86630968
23	贵州	0851-12345
24	云南	0871-63644034
25	西藏	0891-6373134 /6373194
26	陕西	029-61835280 /61835281
27	甘肃	0931-8821113/114
28	青海	0971-6161077 /6161044
29	宁夏	0951-5552017 /5552257
30	新疆	0991-5802317
31	新疆兵团	0991-2896638

◀ 各省（自治区、直辖市）农村饮水监督电话

用水户可以通过向县（市、区）农村饮水监督电话就饮水安全问题进行监督举报。当用水户发现水源污染、输配水管道损坏、管道漏损等问题时，也应及时拨打供水工程运行管理单位服务热线或维修人员电话，及时报告以便尽快采取措施处理问题，防止造成不必要的损失，保护和节约水资源，保障饮水安全。

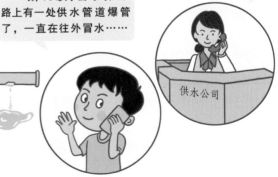

▲ 用水户拨打供水热线反应供水问题

103

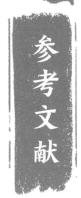

［1］田学斌.让亿万农村居民喝上放心水［J］.中国水利,2022,3:1-4.

［2］陈明忠.奋力推进农村供水高质量发展［J］.中国水利,2022,3:5-6.

［3］陈明忠.强化农村供水保障 全面助力乡村振兴［N］.中国水利报, 2021-01-19.

［4］胡孟,邬晓梅,李晓琴,等.我国农村供水特性与形势辨析及应对 措施建议［J］.中国水利,2015,11:3-6.

［5］中国水利学会.农村饮水安全评价准则:T/CHES 18—2018［S］. 北京:中国水利水电出版社,2018.

［6］中华人民共和国环境保护部.集中式饮用水水源环境保护指南(试 行)［R］.北京:中国环境科学出版社,2012.

［7］中华人民共和国环境保护部.饮用水水源保护区划分技术规 范:HJ/T 338—2018［S］.北京:中国环境科学出版社,2018.

［8］中华人民共和国环境保护部.饮用水水源保护区标志技术要求: HJ/T 433—2008［S］.北京:中国环境科学出版社,2008.

［9］中华人民共和国水利部.村镇供水工程技术规范:SL 310— 2019［S］.北京:中国水利水电出版社,2019.

［10］高占义,胡孟.农村安全供水工程技术与模式［M］.北京:中国水 利水电出版社,2013.

［11］邬晓梅,胡孟,宋卫坤,等.农村供水水处理技术应用及改进分析 ［J］.中国水利,2016,19:49-52,56.

［12］邬晓梅.农村供水水质安全保障研究［J］.中国水利,2022,3: 21-23.

［13］杨继富,贾燕南,赵翠,等.农村供水消毒技术及设备选择与应用 ［M］.北京:中国水利水电出版社,2016.

［14］贾燕南,胡孟,邬晓梅,等.农村供水工程消毒技术选择与应用要 点分析［J］.中国水利,2016,19:53-56.

[15] 冯广志,张汉松,孟树臣,等.村镇水厂运行管理 [M].北京:中国水利水电出版社,2014.

[16] 胡孟,李晓琴,邬晓梅.农村供水工程自动化监控技术与应用 [M].北京:中国水利水电出版社,2019.

[17] 国家环境保护总局,国家质量监督检验检疫总局.地表水环境质量标准GB 3838—2002[S].北京:中国标准出版社,2002.

[18] 国家质量监督检验检疫总局,国家标准化管理委员会.地下水质量标准GB/T 14848—2017[S].北京:中国标准出版社,2017.

[19] 国家市场监督管理总局,国家标准化管理委员会.生活饮用水卫生标准GB 5749—2022[S].北京:中国标准出版社,2022.

[20] 张汉松.农村供水工程运行管理对策与探讨 [J].中国水利,2022,3:24-26.

[21] 李连香,李奎海,王海涛,等.加强农村供水行业监管工作的探索与实践[J].中国水利,2020,5:15-17.

[22] 宋卫坤,邬晓梅,李晓琴,等.农村供水工程计量现状问题及对策建议[J].中国农村水利水电,2018,6:118-121.